Kliniktaschenbücher

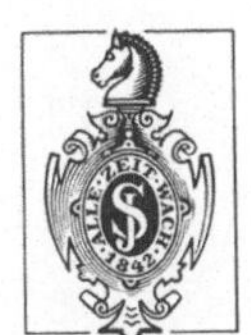

Bertel Burkart Follath Ritz

Die Herzstation

Diagnostik Überwachung Therapie
Rehabilitation Organisation

Mit 38 Abbildungen und 13 Tabellen

Springer-Verlag
Berlin Heidelberg New York 1983

Priv.-Doz. Dr. Osmund Bertel, Medizinische Universitäts-Poliklinik
Prof. Dr. Felix Burkart, Abteilung für Kardiologie
Prof. Dr. Ferenc Follath, Abteilung für klinische Pharmakologie
Priv.-Doz. Dr. Rudolf Ritz, Abteilung für Intensivmedizin

Departement Innere Medizin, Kantonsspital Basel,
Petersgraben 4, CH-4031 Basel

Cip-Kurztitelaufnahme der Deutschen Bibliothek. Die Herzstation: Diagnostik, Überwachung, Therapie, Rehabilitation, Organisation/O. Bertel. . . – Berlin; Heidelberg ;
New York ; Springer, 1983. (Kliniktaschenbücher)

ISBN-13: 978-3-540-11614-1   e-ISBN-13: 978-3-642-68604-7
DOI: 10.1007/978-3-642-68604-7

NE: Bertel, Osmund [Mitverf.]

2127/3140–543210

Geleitwort

Vor 20 Jahren, 1962, reifte die Idee „Coronary Care Area", suchte sich geeignete Köpfe und wurde konzipiert. Damit war es möglich geworden, die bereits seit längerer Zeit in Spitälern verfügbaren Methoden zur Wiederbelebung, Herzmassage und Defibrillation, wirksam anzuwenden. Der Erfolg stellte sich rasch ein. Die Spitalletalität der Krankheit Myokardinfarkt sank von um 40% auf etwa 15%. Eine ganze Reihe wertvoller Nebenprodukte war seither zu ernten: Steiler Anstieg des Wissens um die Krankheit Myokardinfarkt, auch durch den Einsatz inzwischen entwickelter moderner Untersuchungsmethoden und Rechner. Beträchtliche Verbesserung der quantitativen Diagnose. Zeitliche Ausdehnung der Überwachung nach Erkenntnis der Tatsache, daß das Komplikationsrisiko vor Spitaleintritt am höchsten und nach wenigen Tagen noch nicht erloschen ist. Ausrichtung der Bemühungen auf jene Patienten, denen tatsächlich geholfen werden kann. Wirksame Maßnahme zur Verhütung gewisser Komplikationen. Erhebliche Verkürzung des Spitalaufenthaltes und damit der Krankheitsdauer. Neue Aufgabe für die Krankenschwester.

Im vorliegenden Buch werden am Basler Beispiel die moderne Herzstation, ihre Arbeitsweise, ihre Möglichkeiten und ihre Ergebnisse in Diagnose, Therapie und Prophylaxe dargestellt. Die Darstellung ist beeindruckend, wird viele ansprechen und bei der Planung, im Aufbau, im Betrieb und in der Beurteilung einer Herzstation sehr nützliche Dienste leisten. Die Darstellung beeindruckt auch, weil sie erkennen läßt, was im Laufe von 20 Jahren aus jenem Konzept 1962 geworden ist.

Wer diese Entwicklung richtig würdigen möchte, lese die Berichte über das erste Betriebsjahr der allerersten Herzstationen im Bethany

Hospital in Kansas City und im Toronto General Hospital (Dis.
Chest, *44*, 423, 1936 und K. W. G. Brown u. a. Lancet 1963/i, 349).

W. Schweizer

Inhaltsverzeichnis

VIII

1 Die Hospitalisation auf der Herzstation

O. Bertel

Nahezu jedes größere Spital verfügt heute über Möglichkeiten zur intensiven Überwachung und Behandlung von Patienten mit frischem Herzinfarkt. Die damit zur Verfügung stehenden personellen und apparativen Möglichkeiten führen in der Regel dazu, daß auch andere Formen der akuten koronaren Herzkrankheit, wie auch Patienten mit akuter Lungenembolie, mit akutem Lungenödem unterschiedlicher Ursache und solche mit dissezierendem Aortenaneurysma auf solchen Stationen betreut werden. Optimale Bedingungen für eine kontinuierliche Überwachung dieser Patienten bietet eine „Herzstation", räumlich getrennt von künstlich beatmeten Patienten und der postoperativen Intensivpflege.

Der Hospitalisation auf einer Herzstation stehen Zweifel gegenüber, ob sich mit dem großen Aufwand eine bessere Behandlung, d. h. eine Senkung der Letalität und der Komplikationsrate erreichen läßt. So wurden mehrere Studien durchgeführt, die die Vorteile einer Hospitalisation auf der Herzstation gegenüber der Heimbetreuung oder aber gegenüber der Behandlung auf einer allgemeinen Spitalabteilung untersuchten und sie in Frage stellten.

1.1 Ausgangslage

Kardiovaskuläre Krankheiten führen in den industrialisierten Ländern die Todesursachen-Statistik immer noch mit großem Vorsprung an, auch wenn inzwischen in einigen Regionen ein leichter Rückgang zu verzeichnen ist. Der Herzinfarkt ist daran zahlenmäßig hervorragend beteiligt. Zudem betrifft er in erheblichem Maß jüngere beruflich aktive Patienten und zeichnet sich durch eine hohe in-

itiale Letalität aus. Nach der akuten Phase dagegen ist die Prognose
erstaunlich günstig, d. h. wird der akute Infarkt überlebt, können die
Patienten bei fachkundiger Betreuung in der Regel ein altersentspre-
chend „normales" Leben führen und ihre Funktion in Familie und
Beruf wieder aufnehmen.

Mit diesem Ziel der Rehabilitation und der Eindämmung der frühen
Sterblichkeit wurden Anfang der sechziger Jahre die ersten koronaren Überwachungsstationen aufgebaut. Mit zunehmender Kenntnis
über den Infarktablauf wurde daneben das Konzept der mobilen
Überwachungsstation entwickelt, um den immer noch zu langen
Zeitverlust zwischen Beginn der Symptomatik des Infarktes und Beginn der ärztlichen Überwachung zu verkürzen. Dieses Intervall, in
dem sich auch heute noch etwa die Hälfte aller Infarkt-Todesfälle
ereignen, bleibt ein Hauptproblem der Infarktbetreuung. Allein
durch die drastische Verkürzung des Zeitraums zwischen Beginn der
Infarktsymptomatik bis zur Alarmauslösung durch den Kranken
(patient's delay) und der Zeit zwischen Verständigung des Hausarztes bis zur Alarmierung der mobilen Überwachungsstation oder der
Spitaleinweisung (doctor's delay) und die daraus resultierende rasche Hospitalisation könnte die Todesrate bei Infarkt weiter wesentlich gesenkt werden.

1.2 Argumente für die Herzstation

Der größte Teil der heute vorliegenden detaillierten Erkenntnisse
über Pathophysiologie, Klinik, Hämodynamik, Therapie und Verlauf bei akutem Herzinfarkt wurde auf Herzstationen oder unter ihrer Mitwirkung erarbeitet.

1.2.1 Senkung der Letalität bei akutem Herzinfarkt

Die frühe Spitalletalität bei frischem Herzinfarkt ist nach Einführung der Herzstation in verschiedenen Spitälern um ein Drittel ge-
sunken. Sie sollte heute unter 15% liegen. Da aber in die letzten Jahre
Entwicklungen fallen, die allenfalls auch ohne die Herzstation die
Zahl der Todesfälle reduziert hätten (andere Einweisungsprinzipien,

Pharmakotherapie, Schrittmachertherapie), darf dieser Erfolg nicht allein für die Herzstation verbucht werden.

Erst die klassische schwedische Untersuchung von Hofvendahl zeigte den Vorteil einer Herzstation, verglichen mit der Betreuung auf einer allgemeinen Abteilung. Allein die Letalität am ersten Tag betrug auf der Herzstation nur ein Drittel der Letalität auf den Allgemeinstationen. Dieser günstige Effekt der Herzstation auf das Überleben war noch nach 2 Jahren nachweisbar. Zwar wurden diese Ergebnisse von Hill (1977) in Frage gestellt, da er nur knappe 5% Reduktion der Todesfälle bei Betreuung auf der Herzstation fand. Bei dieser Untersuchung wurden aber zwei stark verschiedene Patientenkollektive studiert (Infarktdiagnose, Rhythmusstörungen), so daß ihre weitreichende Schlußfolgerung sehr in Zweifel gezogen werden muß.

Weitaus größeres Interesse fand die Frage nach einem Nutzen der Herzstation gegenüber der Heimbetreuung des frischen Infarktes (Studien von Mather et al. 1971, Mather et al. 1976, Colling et al. 1976: ‚Teeside survey‘, Dellipiani et al. 1977 und Hill 1978). Diese drei Untersuchungen kommen zum Schluß, daß mindestens für einen Teil der Infarktpatienten die Hospitalisation keinen Nutzen bringe und daher die Betreuung daheim durch den Hausarzt erfolgen könne. Bedauerlicherweise aber führten fehlerhafte Randomisation zu Studienkollektiven mit unterschiedlicher Ausgangslage und unterschiedlichem Risiko. Dies trifft nur für die letzte der genannten Studien nicht zu, bei der aber erst nach Ablauf von 2 Stunden nach Eintreffen eines Notfalldienstes (Arzt, Schwester) die verbliebenen Patienten zwischen Spital und Heimbetreuung randomisiert wurden: obwohl also Patienten mit schweren Komplikationen schon gar nicht eingeschlossen wurden, mußten dennoch ein Drittel der in Heimbehandlung belassenen im weiteren Verlauf hospitalisiert werden. Zudem wiesen die spitalbetreuten Patienten eine ungewöhnlich hohe Mortalität auf. Dies bedeutet, daß allenfalls für eine Untergruppe von Patienten mit wenig kompliziertem Infarktablauf nach Ablauf von einigen Stunden die Hospitalisation keine Verminderung des Todesrisikos mehr bedeutet, immer vorausgesetzt, daß eine fachkundige Betreuung daheim gewährleistet ist.

1.2.2 Die unverzügliche symptomatische Therapie

Die Herzstation bietet von Organisation, Einrichtung und Kenntnissen des Personals her optimale Voraussetzungen für die unverzügliche Therapie der teilweise schweren subjektiven Symptome, wie Schmerzen, Atemnot, Angst, Übelkeit etc.
Einer Notfall/Aufnahmestation ist sie vorzuziehen, da sie nicht nur eine sofortige, lückenlose Überwachung ermöglicht, sondern da sie auch eine wesentlich ruhigere Umgebung bietet. Die Direkteinweisung auf die Herzstation unter Umgehung der Notfall- oder Aufnahmestation von Patienten mit Infarktverdacht ist dabei wünschenswert, da unnötige Transporte des Infarktpatienten vermieden werden müssen und der mit der Verlegung verbundene Wechsel des Betreuungspersonals nach kurzer Zeit eine unnötige Belastung darstellt.

1.2.3 Prophylaxe und Therapie von rhythmischen Komplikationen

Die medikamentöse Prophylaxe von lebensbedrohlichen tachykarden Herzrhythmusstörungen hat sich als wirksam erwiesen. Sie kann auf der Herzstation optimal durchgeführt werden. Die Voraussetzungen dafür sind die Erfahrung des Personals in der Handhabung von Medikamenten, eine möglichst vollständige Erfassung von Rhythmusstörungen, die unverzügliche Registrierung unerwünschter Medikamenteneinwirkungen, die Beurteilung von Therapieerfolg oder -mißerfolg und die Berücksichtigung individueller Gesichtspunkte für eine optimale Therapie. Die kontinuierliche Beobachtung ermöglicht die Therapie lebensbedrohlicher Rhythmusstörungen mittels Defibrillation oder Medikamentengabe auf der Herzstation innerhalb von 30–45 Sekunden. Dies ist eine Grundvoraussetzung für den Therapieerfolg (Intervention vor Eintreten metabolischer Sekundärveränderungen) und für ausbleibende Folgen der Ischämie.
Auch die Therapie bradykarder Rhythmusstörungen durch Einlegen eines provisorischen Schrittmachers ist auf einer Herzstation zum Unterschied von einer Allgemeinstation weniger schwierig. Mit der zunehmenden Einführung von Computer-unterstützten Alarmsystemen auf der Herzstation wird zudem die EKG-Überwachung des

Patienten zuverlässiger (50% verpaßte Rhythmusstörungen bei reiner beobachtender Überwachung) und müheloser, so daß das Personal mehr und mehr für andere Aufgaben entlastet wird.

1.2.4 Erfassung und Behandlung hämodynamischer Komplikationen

Durch die Möglichkeiten der Herzstation sind rein rhythmisch bedingte Todesfälle während der Überwachung zur Seltenheit geworden. Demgegenüber stehen die primär hämodynamisch bedingten Komplikationen bei akutem Myokardinfarkt, die häufig tödlich verlaufen (Letalität bei kardiogenem Schock um 80%, bei schwerer Herzinsuffizienz um 50%). Die auf der Herzstation mögliche hämodynamische Überwachung zeigte die hohe Fehlerquote der nur auf klinischen Parametern basierenden Verlaufsbeurteilung, brachte eine Fülle neuer pathophysiologischer Erkenntnisse und führte über sie schließlich zu neuen therapeutischen Ansätzen, die nach ersten Ergebnissen eine Verringerung der Mortalität durch hämodynamische Komplikationen erhoffen lassen. Dies ist umso bedeutsamer, als auch Patienten mit initial schwerer Herzinsuffizienz bei frischem Myokardinfarkt durchaus wieder eine dem Alter entsprechende Lebensqualität erreichen können.

1.2.5 Definition von Risikogruppen und prophylaktischen Maßnahmen

Die geschulte Beurteilung des klinischen Verlaufes von Patienten mit Infarkt auf der Herzstation erlaubt eine grobe Prognostizierung bezüglich Risiko und Rehabilitationsmöglichkeiten. Einerseits ist dies bei unkompliziertem Verlauf die Voraussetzung zur raschen Reintegration des Patienten und führt so zur Verminderung enormer sozialer Folgekosten. Andererseits ermöglicht die Betreuung auf der Herzstation den rechtzeitigen Einsatz aufwendiger diagnostischer Maßnahmen (hämodynamische Überwachung, koronarographische Abklärung) und neuerer therapeutischer Möglichkeiten (mechanische Assistenz, frühe chirurgische Revaskularisation, intrakoronare Thrombolyse).

1.2.6 Betreuung von kardiovaskulären Notfällen ohne akute ischämische Herzkrankheit

Die Struktur einer Herzstation führt automatisch auch zur Zuweisung nicht koronarer Notfälle: Patienten mit akuter Lungenembolie, Aneurysma dissecans, Lungenödem ohne das Vorliegen einer akuten ischämischen Herzkrankheit sind nicht selten im Krankengut einer Herzstation zu finden. Auch für diese Gruppe bietet die Herzstation günstige Bedingungen für das diagnostische und therapeutische Vorgehen. Richtlinien für die Betreuung wurden deshalb in dieses Buch aufgenommen.

1.2.7 Die Herzstation als Teil der umfassenden Betreuung Herzkranker

Die apparativen und personellen Aufwendungen einer kardialen Überwachungsstation sind hoch. Sie lassen sich nur rechtfertigen, wenn die Herzstation als ein wichtiges Glied eingebettet ist in eine integrale Betreuung Herzkranker, die einerseits die unverzügliche Hospitalisation bei Infarktverdacht gewährleistet (Schulung von betreuendem Hausarzt, mobile Überwachungsstation), andererseits aber auf die Rehabilitation und Reintegration der Patienten größten Nachdruck legt und sich verantwortlich fühlt für die Langzeitbetreuung. Alle Maßnahmen, die versuchen, mit spektakulärem Einsatz auf wenige Zentren begrenzt, die Betreuung von Herzkranken zu verbessern, müssen sehr kritisch geprüft werden. Häufig ist eine effektvolle Breitenwirkung durch den notwendigen Aufwand von vornherein nicht erreichbar und der erzielte Effekt wegen fehlender Einbindung in ein Gesamtkonzept fragwürdig. Dabei ist freilich nicht zu übersehen, daß Forschung und Ausbildung der Herzstationen medizinischer Zentren auch die Betreuung von Herzkranken im kleinen Spital, ja sogar in der ärztlichen Praxis verändert haben.

1.3 Indikationen zur Hospitalisation auf der Herzstation

Ausgehend von epidemiologischen Erkenntnissen über Auftreten und Ablauf akuter kardiovaskulärer Erkrankungen und von dem Aufgabenkatalog der Herzstation lassen sich klare Indikationen für die Hospitalisation auf der Herzstation formulieren. Diese Indikationsstellung muß immer im Zusammenhang mit dem Ausmaß der vorhandenen Möglichkeiten und allgemein medizinischen Überlegungen (Alter, Allgemeinzustand des Patienten) erfolgen.

Die Hospitalisation auf der Herzstation soll erfolgen:
– bei begründetem Verdacht auf frischen Herzinfarkt,
– wenn rasche symptomatische Therapie von ihr am besten geleistet werden kann: Lungenödem,
– wenn eine differenzierte Therapie bei kontinuierlicher Beobachtung rasch angepaßt werden muß: bei bestimmten Formen der instabilen Angina pectoris, bei Therapie von lebensbedrohlichen Rhythmusstörungen,
– bei anderen akuten Kreislauferkrankungen mit komplexer Diagnostik und Therapie: bei Aneurysma dissecans, bei Lungenembolie u. a.

Für den häufigsten Eintrittsgrund auf der Herzstation, den begründeten Infarktverdacht, muß berücksichtigt werden, daß nur eine möglichst frühe Einweisung sinnvoll ist, um die risikoreiche Prähospitalisationsphase so kurz wie möglich zu halten. In den meisten Fällen wird die Begründung des Infarktverdachtes daher lediglich in den Angaben des Patienten über langdauernde mehr oder weniger typische Brustschmerzen bestehen. Dabei ist ein Anteil an Eintritten von Kranken mit letztendlich harmlosen Beschwerden und Diagnosen unvermeidbar. Fehlen auf einer Herzstation solche Patienten, die nach kurzer Zeit wieder entlassen oder verlegt werden können, sollte die Zuweisungspraxis überprüft werden.

Praktische Gesichtspunkte

Die Herzstation erlaubt es:
- die frühe Letalität bei frischem Myokardinfarkt zu senken,
- unverzüglich die Symptome des Patienten zu behandeln,
- Rhythmusstörungen vorzubeugen und bei ihrem Auftreten rasch
  zu bekämpfen,
- hämodynamische Komplikationen frühzeitig zu erfassen und sinnvoll zu therapieren,
- spezielle Risikogruppen zu definieren,
- andere Notfälle bei Kreislaufkrankheiten optimal zu betreuen.

Indikationen zur Hospitalisation auf der Herzstation sind:
- begründeter Infarktverdacht,
- bestimmte Formen der Angina pectoris (Intermediärsyndrom,
  Crescendo-Angina vom Schweregrad III–IV),
- lebensbedrohliche Rhythmusstörungen,
- akutes Lungenödem,
- andere akute Kreislauferkrankungen mit komplexer Diagnostik
  und Therapie (Lungenembolie, Aneurysma dissecans aortae).

Die Hospitalisation auf der Herzstation bei Herzinfarktverdacht muß
so rasch wie möglich erfolgen (Verkürzung der Prähospitalisationsphase). Nach einer längeren Verzögerung seit Beginn der Symptomatik (etwa 12 Stunden) soll die Einweisung nur noch unter bestimmten Bedingungen erfolgen (Komplikationen, ungenügende
Betreuung).

Literatur

1. Hofvendahl S.: Influence of treatment in a coronary care unit on prognosis in acute myocardial infarction. A controled study in 271 cases. Acta Med. Scand., 1971, Suppl. No. 519
2. Mather H., Pearson N., Read K., et al.: Acute myocardial infarction: home and hospital treatment. Brit. Med. J., 1971, 3, 334
3. Joint working party of the Royal College of Physicians and the British Cardiac Society. J. R. Coll. Phys. Lond., 1975, 10, 5
4. Colling A., Dellipiani A., Donaldson R., MacCormack P.: Teeside coronary survey: an epidemiological study of acute attacks of myocardial infarction. Brit. Med. J., 1976, 2, 1169
5. Mather H., Morgan D., Pearson N., et al.: Myocardial infarction: a comparison between home and hospital care for patients. Brit. Med. J., 1976, 1, 925
6. Dellipiani A., Colling W., Donaldson R., MacCormack P.: Teeside coronary survey-fatality and comparative severity of patients treated at home, in the hospital ward, and in the coronary care unit after myocardial infarction. Brit. Heart J., 1977, 39, 1172
7. Hill J., Holdstock G., Hampton J.: Comparison of mortality of patients with heart attacks admitted to a coronary care unit and an ordinary medical ward. Brit. Med. J., 1977, 2, 81
8. Hill J., Hampton J., Mitchell J.: A randomized trial of home-versus-hospital management for patients with suspected myocardial infarction. Lancet, 1978, 1, 837
9. Peterson O. L.: Myocardial infarction: Unit care or home care? Ann. Intern. Med., 1978, 88, 259 (Editorial)
10. Chapman B. L.: Effect of coronary care on myocardial infarct mortality. Brit. Heart J., 1979, 42, 386
11. Hill J. D., Hampton J. R., Mitchell J. R. A.: Home or hospital for myocardial infarction – who cares? Am. Heart J., 1979, 98, 545 (Editorial)
12. Dellipiani A. W.: Coronary care – the limits? Am. Heart J., 1980, 99, 400
13. Shine K. I., Kuhn M., Young L. S., Tillisch J. H.: Aspects of the management of shock. Ann. Intern. Med., 1980, 93, 723 (UCLA Conference)
14. Fuchs R., Scheidt S.: Improved criteria for admission to cardiac care units. JAMA, 1981, 246, 2037
15. Campion E. W., Mulley A. G., Goldstein R. L., Barnett G. O., Thibault G. E.: Medical intensive care for the elderly. A study of current use, costs, and outcomes. JAMA, 1981, 246, 2052

2 Organisation der Herzstation

R. Ritz

Bei der Konzipierung einer Herzstation sind drei grundlegende Bedürfnisse zu berücksichtigen:
- die Sicherheit in der Überwachung,
- die Möglichkeit eines raschen, effizienten Therapiebeginns,
- der Komfort des Patienten.

Dies hat bauliche und organisatorische Konsequenzen.

2.1 Gesamtorganisation

Müssen rhythmusgefährdete Patienten innerhalb einer allgemeininternistischen oder innerhalb einer chirurgisch-internistisch gemischten Intensivstation überwacht werden, ist für sie möglichst eine Separierung anzustreben, welche die speziellen Pflegebedürfnisse dieser Patientengruppe berücksichtigt.

Ab einer Minimalgröße von z. B. 4 Betten ist die Einrichtung einer eigenen Herzstation gerechtfertigt. Diese gehört meist zu einer intern-medizinischen Klinik und ist organisatorisch mit evtl. vorhandenen weiteren internistischen Intensivstationen verbunden (Einsatz und Ausbildung des Personals, Material- und Geräteaustausch). Sowohl auf ärztlicher wie auf Ebene des Pflegepersonals sind enge Verbindungen zu den anderen Spitalabteilungen anzustreben. Das kardiologische Team des Spitals soll in die Patientenbetreuung miteinbezogen werden.

Für die Patientenaufnahme muß organisatorisch ein direkter Zugang von der Ambulanz zur Herzstation bestehen.

Technischer und fachlicher Einsatz einer speziell ausgerüsteten Ambulanz (Kardiomobil, precoronary care) werden günstigerweise von der Herzstation aus gesteuert. Je nach lokaler Situation und Größe des Einzugsgebietes wird das Kardiomobil personell über eine eigene spezielle Betreuergruppe mit Arzt verfügen oder die Beiziehung eines Arztes erfolgt erst sekundär, an manchen Orten besteht eine direkte Zusammenarbeit mit einem noch für weitere Aufgaben zuständigen Notarztdienst. Für den Einsatz gültige therapeutische Weisungen werden mit denjenigen der Herzstation koordiniert, ebenso erfolgen regelmäßige Testung elektronischer Geräte (Defibrillator) und Erneuerung von Notfallmedikamenten gemeinsam.

2.2 Bauliche Besonderheiten einer Herzstation

Die Herzstation soll baulich eine eigene Einheit darstellen, da
- meist nur wache Patienten betreut werden,
- das Überwachungskonzept im Gegensatz zur Intensivbehandlungsstation zentralisiert vorzusehen ist,
- spezielle diagnostische und therapeutische Probleme bestehen.

Die Größe der Einheit soll 8–10 Betten nicht überschreiten; nur so bleiben Station und Betreuungsteam überblickbar.
Die Herzstation ist eine offene Station ohne Umzieh- und Bettenschleusen. Für den wachen, oft ängstlichen Patienten einer Herzstation sind spezielle Umgebungsbedürfnisse anzunehmen. Eine ruhige Atmosphäre muß baulich wie auch im Verhalten des Personals angestrebt werden. Es sind Zimmer mit 1, höchstens 2 Betten zu planen, damit die meist angespannten Koronarpatienten Ruhe finden und damit das wichtige Gespräch stattfinden kann.
Die Zimmergröße muß das rasche Zubringen von z. B. Wiederbelebungsgeräten großzügig ermöglichen. Zu den festen Installationen gehört unter anderem ein hinter dem Bett verlaufender Medienkanal mit
- genügend elektrischen Steckdosen (3–6 pro Bett),
- Gaszuleitungen für Sauerstoff, Druckluft bzw. Vakuum,
- 2–3 Klemmschienen zur Anbringung kleiner Geräte, wodurch die Bodenfläche um das Bett herum für Notfallgeräte möglichst freigehalten werden kann.

Lärmschutz und nötiger Sichtkontakt zum Pflegepersonal werden durch eine halbhohe Verglasung der Zimmerwände mit eingebauten

Storen ermöglicht. Komfortgegenstände wie Telefon, Waschgelegenheit, Lehnstuhl sollen eingeplant sein. Eine Wanduhr verbessert die zeitliche Orientierung. Für angenehme Lichtquellen und freundliche Wandbilder ist zu sorgen.

Die Anordnung der Zimmer um die Überwachungszentrale des Pflegepersonals soll möglichst im Halbkreis erfolgen, die stets zu kleinen Geräte- und anderen Nebenräume müssen von der Zentrale in kurzer Distanz erreicht werden können. In Abb. 1 ist dafür ein Beispiel eines Grundrisses gegeben.

Im Bereich der Herzstation ist die Planung eines speziellen Aufnahmezimmers zur Triagierung und ersten Betreuung des neuen Patienten (Anamnese, Einlegen von Kathetern etc.) sinnvoll; der Betrieb der Station wie auch besonders die bereits vorhandenen Patienten werden bei einer Neuaufnahme weniger beeinträchtigt.

2.3 Ausrüstung mit Geräten

Die technischen Geräte einer Herzstation dienen primär einer optimalen Rhythmusüberwachung und potentiellen Wiederbelebungsmaßnahmen, sekundär einer invasiven Überwachung der Hämodynamik sowie zusätzlichen diagnostischen und therapeutischen Maßnahmen. In Tabelle 1 ist eine Aufstellung der sinnvollen apparativen Ausrüstung einer Herzstation gegeben.

2.3.1 Monitoring

Zur kontinuierlichen Überwachung des Herzrhythmus' eignen sich die meisten der heute auf dem Markt erhältlichen EKG-Monitoren. Meist sind Signalaufnehmer und Verstärker mit einem Sichtgerät (Scope) kombiniert, häufig besteht die gleichzeitige Messmöglichkeit von 1 bis mehreren Druckwerten; ob Kompakt- oder Modularsystem ist nebensächlich.

Für ein *Bedside*-Gerät einer Herzstation genügt primär die Anzeigemöglichkeit für EKG/Herzfrequenz sowie für einen Druckwert, beides mit wahlweise einstellbaren Alarmgrenzen und in Patientennähe unterdrückbarem akustischen Signal des QRS-Komplexes.

12

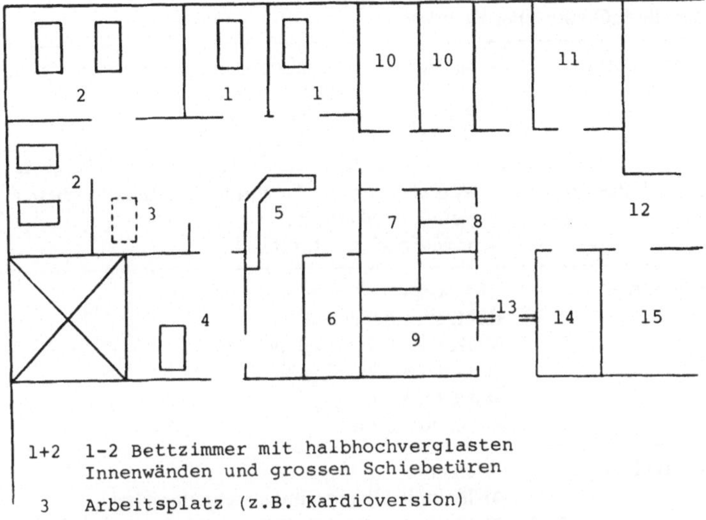

1+2 1-2 Bettzimmer mit halbhochverglasten
     Innenwänden und grossen Schiebetüren

3   Arbeitsplatz (z.B. Kardioversion)

4   Aufnahmezimmer

5   Zentrale (Pult mit eingebauten
     Monitoren, Sicht- und Registriergeräten)

6   Geräteraum (Notfallgeräte)

7   Ausguss

8   WC

9   Besucherraum

10   Arzt/Oberschwester-Büro

11   Personalaufenthalt

12   Zugang zu Intensivüberwachungsstation

13   Eingang

14   Material-Aufbereitung

15   Material

Abb. 1. Modell einer Herzstation: Die Ein- bis Zweibettzimmer mit halbhoher Verglasung sind um den zentralen Arbeitsplatz der Schwestern mit Überwachungsmöglichkeiten angeordnet

Die Plazierung der Monitorgeräte soll außerhalb des Gesichtsfeldes des Patienten erfolgen, z.B. auf einer breiten Ablagefläche oder an einer Wandschiene hinter dem Kopfende des Bettes befestigt; auf minimale Lärmimmission ist zu achten (Abb.2).

Tabelle 1. Geräte einer Herzstation

1. Monitoring	– bedside:	2-Kanalscope mit EKG/Herzfrequenz + 1 Druckwert
	– Zentrale:	4–6-Kanalscope Alarmschreiber
2. Notfallgeräte		– Notfallwagen mit: Defibrillator, Intubationsbesteck, Notfallmedikamente – provisorischer Schrittmacher
3. Zusatzgeräte		EKG-Registriergerät (Mehr-Kanal) Röntgen-Möglichkeit Meßgerät für Herzzeitvolumen Weitere Druckmeßgeräte Sauerstoffspenden Inhalationsgerät
4. Fakultativ		Telemetrie Arrhythmie-Überwachung rechnergestützt

An der *Schwesternzentrale* werden die EKG-Signale aller auf der Station überwachten Patienten auf Sichtgeräten (mit je höchstens 4–6 Kanälen) gleichzeitig dargestellt.

Als Ergänzung der zentralen Überwachung sind ein Registriergerät für das Ausschreiben von längeren Rhythmus-Streifen sowie ein automatisch anlaufender Alarmschreiber vorzusehen.

Die Möglichkeit einer drahtlosen EKG-Überwachung (Telemetrie) zur Herzstation ist für rein diagnostische Fragestellungen nützlich. So kann z. B. beim Drug-Testing eine erst nachträgliche Rhythmusanalyse, besonders wenn sie rechnergestützt erfolgt, genügen, die Überwachung kann telemetrisch erfolgen, der Patient belegt kein Bett der Herzstation. Zudem erlaubt die Telemetrie, gewisse Patienten im Bereich der Herzstation selbst unter ambulanter Belastung zu beobachten.

2.3.2 Geräte für Notfallsituationen

Auf der Herzstation muß ein stets einsatzbereites Defibrillationsgerät „in Griffnähe" bereitstehen. Die gleichzeitige Möglichkeit, mit

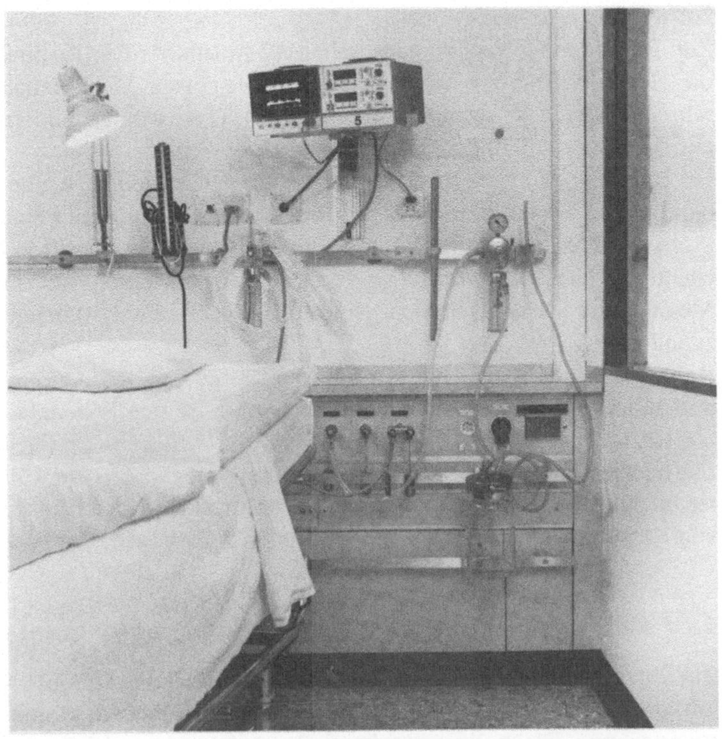

Abb. 2. Bettenplatz auf einer Herzstation. Die Überwachungsgeräte sind übersichtlich hinter dem Kopfende des Bettes befestigt, der Blickkontakt vom zentralen Schwesternarbeitsplatz zum Patienten ist gewährleistet

dem Gerät auch synchronisierte Kardioversionen durchzuführen, ist erwünscht.

In Kombination mit dem Defibrillator können auf einem fahrbaren Tisch (Notfallwagen) alle für eine Intubation und Beatmung mit dem Beutel notwendigen Utensilien wie auch Notfallmedikamente in der Station bereitgestellt werden.

Material zur notfallmäßigen Einlage einer provisorischen Schrittmacherelektrode sowie externe Schrittmacherbatterien sind als Set vorzubereiten.

2.3.3 Zusatzgeräte

Zur Registrierung von diagnostischen 12-Ableitungs-EKG's muß die Herzstation über einen eigenen und geeigneten Mehr-Kanalschreiber verfügen; die Durchführung von Thoraxröntgenbildern auf der Station soll organisatorisch ermöglicht werden.

Bei einzelnen Patienten wird zur Diagnostik und Steuerung der Behandlung von manifester Herz- und/oder Kreislaufinsuffizienz eine invasive Überwachung der Hämodynamik erwünscht sein; entsprechend sind Utensilien zur Einlage von Kathetern sowie ein Gerät zur Messung des Herzzeitvolumens (Farbstoff, Thermodilution) bereitzuhalten.

Respiratorische Zusatzgeräte zur Sauerstoffverabreichung, Absaug- und Inhalationsmöglichkeit sind schon baulich an den Bettenplätzen einzuplanen.

Ein leichter Zugang zu einer Durchleuchtungsmöglichkeit zur Unterstützung bei technischen Schwierigkeiten während der Einlage von Kathetern oder Schrittmacherelektroden muß möglich sein.

2.3.4 Rechnerunterstützung

Zur kontinuierlichen EKG-Analyse in der Überwachung von rhythmusgefährdeten Patienten eignet sich eine rechnergestützte Monierungstechnik. Die ununterbrochene Beurteilung von gleichzeitig mehreren Patienten-EKG's auf eventuell auftretende Rhythmusstörungen durch fortlaufende Betrachtung eines Mehrkanalbildschirmes ist für das betreffende Pflegepersonal belastend und kaum optimal durchführbar. Bis zu 50% der auftretenden Ektopien werden dabei verpaßt. Zur Analyse des komplexen EKG-Signals eignen sich die Möglichkeiten eines Computers; heute erhältliche Arrhythmie-Überwachungssysteme erlauben klinisch nützliche Klassifizierung und Alarmierung bei Rhythmusstörungen. Eine eigene Untersuchung im Sinne einer Qualitätskontrolle eines solchen Systems hat zwar eine je nach Rhythmusstörung noch wechselnde Spezifität mit unnötiger Störung des Pflegepersonals gezeigt; die auf Grund paralleler Bandregistrierungen (Holter) ermittelte Sensitivität des Rechnersystems beträgt jedoch über 80% und bedeutete somit vermehrte Sicherheit für den überwachten Patienten.

16

2.4 Das Behandlungsteam

In allen Bereichen der Intensivmedizin nimmt die Zusammenarbeit zwischen Ärzteteam und Pflegepersonal eine Sonderstellung ein: Kaum anderswo müssen von beiden Gruppen so viele ähnliche diagnostische und auch therapeutische Maßnahmen selbständig ausgeführt werden. Dies hat Folgen für die Ausbildung des Personals, für das Erarbeiten von fachlichen und rechtlichen Unterlagen und für die Erteilung von Kompetenzen; dies ergibt die Chance einer echten Zusammenarbeit, birgt aber auch Konkurrenzprobleme.

2.4.1 Personalbedarf

Für eine selbständige Herzstation mit 6–8 Betten könnte der Personalbedarf lauten:

Ärzteteam[1]
1 Oberarzt (teilzeitlich)
1 Assistenzarzt (vollamtlich)

Pflegepersonal[1]
1 Oberschwester (teilzeitlich)
10 Krankenschwestern/Pfleger
   (2–3 für jede von 4 Schichten)
1–2 Schwesternhilfen

Eine organisatorische und/oder fachliche Zuordnung zu anderen Personalgruppen (Internistische Intensivstation, Kardiologie) wird von lokalen Gegebenheiten abhängen.
Zusätzlich ist die mindestens zeitweilige Mitarbeit aus folgenden Bereichen notwendig: Physiotherapie, Instruktion, Sekretariat, Technik- und Materialwesen.

---

1 Ein höherer Personalbestand ist anzunehmen, wenn gleichzeitig Ausbildungsaufgaben bestehen

2.4.2 Sonderkompetenzen des Pflegepersonals

Das für die Herzstation festgelegte primäre Ziel: Erkennen und sofortiges Behandeln von bestimmten Rhythmusstörungen sowie ohne Zeitverlust durchführbare Wiederbelebungsmaßnahmen, hat zunächst zwei Konsequenzen:

Dem Pflegepersonal müssen, im Vergleich zu anderen Stationen vermehrt, Entscheidungs- und Behandlungsbefugnisse auf Grund von Eventualverordnungen erteilt werden.

Diese klar festgelegten Richtlinien im Sinne von *ersten therapeutischen Maßnahmen* müssen erarbeitet, schriftlich fixiert, periodisch revidiert und einexerziert werden.

Nach Beurteilung des fachlichen Ausbildungsstandes und der rechtlichen Grundlage muß für das Pflegepersonal schriftlich geregelt werden, inwieweit Schwestern und Pfleger aus eigenem Entschluß und selbständig die folgenden diagnostischen und therapeutischen Maßnahmen am Patienten ausführen dürfen und dann bei Bedarf auch ausführen müssen:
- Venen-/Arterienpunktion,
- Einlegen von Kathetern,
- Verabreichung von Notfallmedikamenten ohne erneute ärztliche Verordnung, jedoch auf Grund vorliegender therapeutischer Richtlinien (Antiarrhythmika, Analgetika etc.),
- Elektrotherapie (Defibrillation),
- Reanimationsmaßnahmen.

Im Sinne der Ziele der Herzstation, ganz besonders jedoch zur Sicherheit der Patienten, sollten diese Sonderkompetenzen für das Pflegepersonal entsprechend den fachlichen und rechtlichen Möglichkeiten umfassend erteilt werden.

2.4.3 Ausbildung, Weiterbildung

Zur Vorbereitung auf die Tätigkeit eines Arztes auf der Herzstation sollten theoretische Kenntnisse über die Koronare Herzkrankheit und ihre hauptsächlichsten Komplikationen (Arrhythmien, Herzinsuffizienz) erarbeitet sowie vorwiegend praktisches Wissen in der Durchführung von Reanimationsmaßnahmen erworben werden.
Für die Assistenzärzte ist die Tätigkeit auf der Herzstation nur ein

kurzdauernder Teil ihres Ausbildungsweges. Zwischen wünschenswerter ärztlicher Kontinuität für die Station und zu diesem Ausbildungsteil drängender Assistentenzahl muß ein sinnvoller Kompromiß gefunden werden. Beim fachlich verantwortlichen Oberarzt sind kardiologische Kenntnisse Bedingung.

Eine berufsbegleitende Fortbildung für die Ärzte der Herzstation ist gemeinsam mit anderen Ärztegruppen (Intensivstation, Kardiologische Abteilung, Kliniken) mindestens einmal wöchentlich anzustreben.

Das Pflegepersonal einer Herzstation setzt sich aus Schülern, diplomierten Schwestern und Pflegern sowie solchen mit spezieller Zusatzausbildung zusammen. Schülerinnen und Schüler, die meist nur vorübergehend auf der Station arbeiten, werden von Ausgebildeten arbeitsbegleitend unterrichtet. Entsprechende Fachliteratur soll auf der Station selbst vorhanden und leicht zugänglich sein.

Die Weiterbildung des diplomierten Pflegepersonals gliedert sich in

1. Arbeitsbegleitender Unterricht (Erläuterungen durch erfahrenere Ärzte und Schwestern während der Routinearbeit).
2. Fachbezogene Zusatzausbildung (Arbeitstage, Blockkurse, evtl. im Rahmen einer Spezialausbildung in Intensivmedizin), wenn möglich mit Erteilung eines Fähigkeitsausweises nach bestandener Prüfung.
3. Auswärtige Weiterbildung (Besuch anderer Stationen, Kongreßbesuche).

Die Weiterbildung des Pflegepersonals muß einem festen Programm entsprechen, welches insbesondere auch die Bedürfnisse der bereits erfahreneren Schwestern und Pfleger berücksichtigt.

2.4.4 Visiten und Rapporte

Im Tagesablauf einer Herzstation sind die ärztlichen Visiten zeitlich fest einzuplanen, je eine Morgen- und eine Abendvisite sind gerechtfertigt. Oberarzt und Assistenzarzt besuchen die auf der Station liegenden Patienten gemeinsam, führen das orientierende Gespräch und untersuchen den Kranken gezielt. Auf diese Weise sind beide Ärzte gleichermaßen über den Stand der Patientenorientierung informiert, die gemeinsame Untersuchung erhöht deren Qualität und dient gleichzeitig der Weiterbildung.

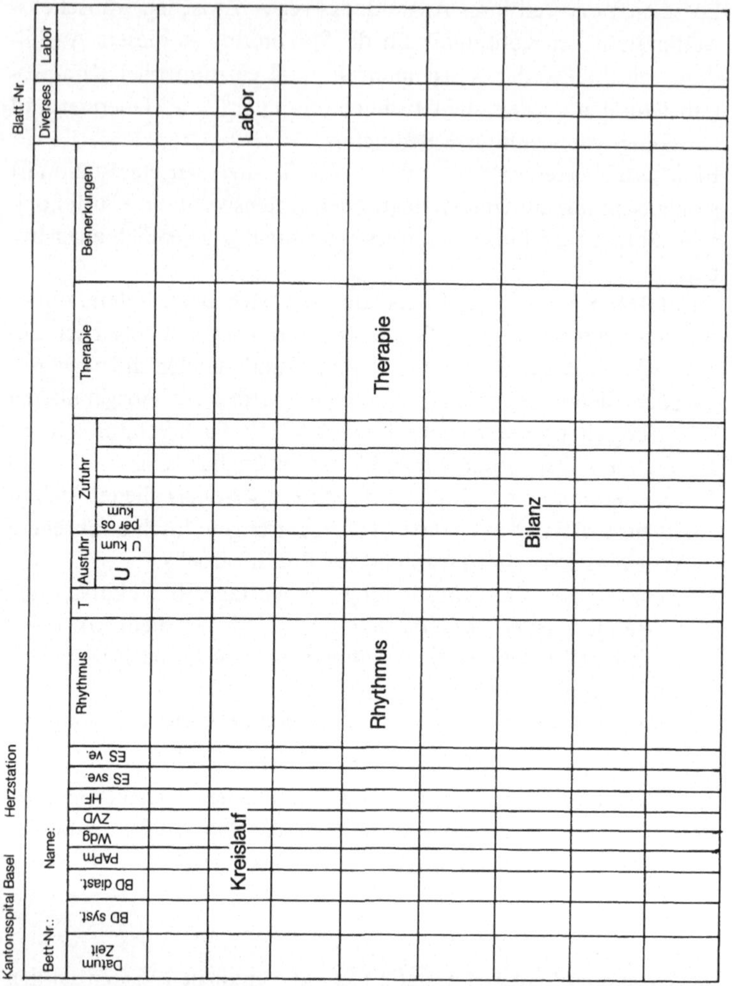

Abb. 3. Beispiel eines Patientenüberwachungsblattes für die Herzstation. Bei sorgfältiger Führung läßt sich ein rascher Überblick über den Krankheitsverlauf gewinnen

Die ärztlichen Verordnungen werden nicht im Patientenzimmer erteilt, günstiger erscheint es, an einer gemeinsamen Tisch-Visite im Gespräch mit der den Patienten betreuenden Schwester, aufgetretene Probleme (z. B. therapeutische Aktivität) zu besprechen und das weitere Vorgehen schriftlich festzulegen.

Das Einhalten eines eingespielten Verordnungsschemas erleichtert dabei den Überblick, z. B. Häufigkeit der Kontrollen, Flüssigkeitszufuhren, Infusionszusätze, fest verordnete Medikamente, Limiten und Reserven, physiotherapeutische Maßnahmen, Laboruntersuchungen. An den Visiten soll auch für jeden Patienten der geplante Aktivitätsgrad von möglicherweise notwendigen Notfallmaßnahmen (Reanimation) von Oberarzt, Assistenzarzt und betreuender Schwester gemeinsam neu überdacht und festgelegt werden. Anschließend sind getroffene Entscheidungen und am Patienten erhobene Befunde textlich oder graphisch auf Verlaufsblättern der Krankengeschichten festzuhalten.

An den Übergangsrapporten des Pflegepersonals jeweils am Ende der drei Arbeitsschichten findet zunächst eine Gesamtorientierung statt: Schwestern und Pfleger, die ihre Schicht beenden, informieren die Übernehmenden gemeinsam über die Hauptprobleme der anwesenden Patienten; anschließend findet die detaillierte Übergabe am Patientenbett zwischen den betreffenden Pflegepersonen statt, wobei fortlaufend nachzuführende Patientenüberwachungsblätter als Orientierungshilfe verwendet werden (Abb. 3).

Zusammenfassend müssen Visiten und Rapporte von Ärzten und Pflegepersonal so organisiert werden, daß während des 24-Stunden-Betriebes einer Herzstation alle an der Patientenbetreuung Beteiligten sowohl über den momentanen Zustand der Kranken wie auch über geführte Gespräche und geplantes weiteres Vorgehen gleichermaßen Bescheid wissen.

Literatur

1. Gutzeit, J. M., Lamprecht, C.: Der Bettplatz in der Intensivmedizin. Gustav Fischer Verlag, Stuttgart 1978
2. Lawin, P.: Praxis der Intensivbehandlung. 3. Auflage, Georg Thieme Verlag, Stuttgart 1975
3. Karliner, J. S., Gregoratos, G.: Coronary Care. Churchill Livingstone Verlag, New York 1981

3 Die akute ischämische Herzkrankheit

O. Bertel

Der akuten ischämischen Herzkrankheit, für deren Behandlung die spezialisierten Herzstationen eingerichtet wurden, kommt nicht nur wegen ihrer Häufigkeit eine herausragende Bedeutung zu, sondern auch weil das mit ihr verbundene Letalitätsrisiko je nach Grad der Ischämie außerordentlich hoch liegt. Bei erfolgreicher Behandlung kann dieses Risiko bis auf eine Jahresletalität von weniger als 5% nach dem Ablauf von 6 Monaten sinken. Zudem ist auch das Invaliditätsrisiko beträchtlich, sei es wegen fortbestehender Symptome, wie Angina pectoris oder Herzinsuffizienz, sei es wegen psychologischer Faktoren, die einen Infarktpatienten zum Invaliden stempeln mit allen sozialen und finanziellen Folgen.

3.1 Pathophysiologie

Myokardischämie resultiert aus einem Mißverhältnis zwischen Sauerstoffversorgung und Sauerstoffverbrauch des Herzmuskels. Je nach Ausmaß und Dauer gehen die reversiblen Veränderungen der Nekrose über (Abb. 4). In Einzelfällen lassen sich Ischämie und Nekrose klinisch nicht trennen, da ihnen ein gemeinsames pathophysiologisches Geschehen zugrunde liegt. Aus praktischen Gründen der Risikobeurteilung und der Therapie aber müssen sie anhand der klinischen Beurteilung und von konsekutiven EKG- und Enzymuntersuchungen auseinander gehalten werden.
Der Ischämie und der Nekrose liegen dieselben Erkrankungen zugrunde. Aus diesen langfristig sich entwickelnden Voraussetzungen kann dann jede weitere Verminderung der O_2-Versorgung oder ein häufig nur geringer Mehrbedarf den Ablauf einer Ischämie einleiten.

22

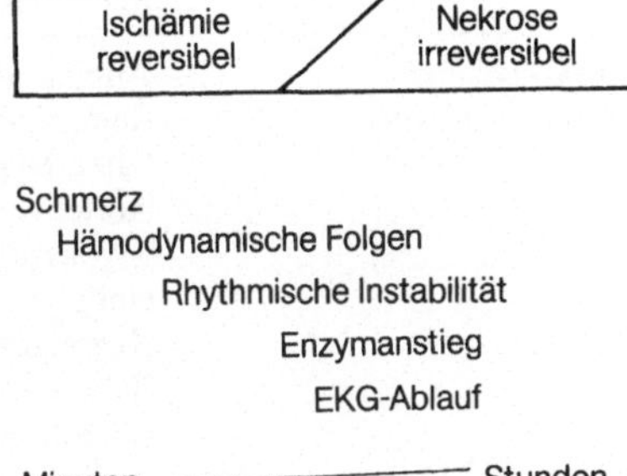

Abb. 4. Fließender Übergang zwischen Myokardischämie und Myokardnekrose mit den dazugehörigen, sukzessiv auftretenden Folgeerscheinungen

3.1.1 Voraussetzungen für die akute ischämische Herzkrankheit

Die weitaus häufigste Voraussetzung für eine akut auftretende Sauerstoff-Minderversorgung des Myokards liegt in einer Beeinträchtigung der Blutversorgung durch pathologische Veränderungen an den Koronararterien. Seltener bildet ein stark gesteigerter Bedarf bei Myokardhypertrophie infolge einer valvulären Herzkrankheit oder einer hypertrophen Kardiomyopathie die Grundlage für Ischämie und Nekrose. Die dominierenden Ursachen einer koronaren Minderdurchblutung sind in Tabelle 2 aufgeführt.

Arteriosklerose der Koronararterien (Koronarsklerose). Die Koronarsklerose entwickelt sich im Rahmen einer generalisierten Arteriosklerose und geht zunächst mit Veränderungen der Intima einher, während Veränderungen der Media und der äußeren Wandschichten erst später auftreten. Wie an den peripheren Gefäßen, kommt es zur extrazellulären Lipideinlagerung und später zu stenosierenden Polstern durch Bindegewebe mit eingelagerten lipidbeladenen Makrophagen. Schließlich führt die Sklerose häufig zu einer Zerstörung der Lamina elastica interna und der Muscularis media mit bindegewebigem Ersatz. Die atherosklerotischen Plaques können an der Oberfläche ulzerieren und damit zur Thrombozytenaggregation und zur Thrombosebildung führen. Blutungen aus dem kapillarreichen

Tabelle 2. Erkrankungen der Koronararterien als Ursache von Myokardischämien

	Diagnose-Kriterien
1. *Koronarsklerose* (Arteriosklerose)	– Angina pectoris (bei Fehlen eines Klappenvitium, einer Kardiomyopathie, einer pulmonalen Hypertonie, einer Vaskulitis, einer Aortenwanderkrankung mit Abgangsstenose – Myokardinfarkt ohne Hinweis für Koronarembolie – Koronararterienverkalkungen radiologisch – Koronarographischer Nachweis der arteriosklerotischen Veränderungen
2. *Koronarspasmen*	– Typischer aber anstrengungsunabhängiger Brustschmerz wie bei Angina pectoris mit zusätzlichem objektivem Zeichen der Ischämie (EKG, Thallium-Szintigramm, Hämodynamik) – Infarkt mit normalem Koronarogramm im Akutstadium – Angiographisch nachgewiesene Spasmen spontan oder auf Provokation mit Zeichen der Ischämie
3. *Koronaritis*	Myokardinfarkt bei bewiesener systemischer Vaskulitis (z. B. Panarteriitis nodosa)
4. *Koronarembolie*	Myokardinfarkt bei infektiöser Endokarditis, kürzlicher Klappenoperation an Aorten- oder Mitralklappe, Prothesendysfunktion bei Status nach Herzklappenersatz
5. *Koronarostium-Stenose* (Aortitis, Aneurysma dissecans)	Angiographischer Nachweis

Bindegewebe einer Plaque können zu einem plötzlichen Anwachsen
des Polsters und damit zu einer hochgradigen Gefäß-Stenosierung
oder zu einem Gefäßverschluß führen.

Die Ausdehnung und das Profil von koronarsklerotischen Veränderungen ist sehr unterschiedlich: von circumscripten hochgradigen
Stenosen an einem Gefäß bis hin zu einem gleichmäßigen Befall des
ganzen Gefäßverlaufes vom Ostium bis in die Peripherie.

Koronarspasmen. Gefäß-Spasmen können die Ursache von Myokardischämien im Rahmen einer stabilen, häufiger noch einer instabilen Angina pectoris sein. Obwohl in der Regel reversibel, können sie in seltenen Fällen bis zum Infarkt führen. Die Pathogenese ist bisher nicht befriedigend geklärt, die Vermutungen über ihre Häufigkeit als Auslöser von ischämischen Episoden gehen weit auseinander, was möglicherweise auch durch geographische Unterschiede bedingt ist. Spasmen können proximal oder distal am Gefäß, in wenig veränderten Abschnitten oder zusätzlich zu hochgradigen Stenosen auftreten. Spasmen als Ursache einer ischämischen Herzkrankheit dürfen angenommen werden, wenn sie angiographisch spontan oder auf Provokation (Ergonovin-Test) darstellbar sind und die klinische Symptomatik (Angina pectoris, EKG-Veränderungen) anstrengungsunabhängig auftritt. Ein nachgewiesener Infarkt mit normalem Koronarogramm im Akutstadium (< 24 Stunden) ist Folge eines Koronarspasmus. Dieselbe Genese kann beim Vorliegen einer hämodynamisch nicht relevanten Koronarstenose angenommen werden, da sich Spasmen bevorzugt an atheromatösen Wandveränderungen aufpfropfen.

Entzündliche Koronararterien-Erkrankungen. Neben septischen Embolien mit einer lokalen Koronararterienentzündung (infektiöse Endokarditis) sind entzündliche Stenosierungen von Koronararterien vor allem im Rahmen von systemischen Vaskulitiden zu beobachten. Sie sind nur dann zu vermuten, wenn andere Organe (Haut, Niere etc.) ebenfalls die Manifestationen der Vaskulitis zeigen und diese durch Klinik- und Laborbefunde diagnostisch abgesichert ist. Von typischer Angina pectoris bis hin zum transmuralen Myokardinfarkt können alle Formen der ischämischen Herzkrankheit durch entzündliche Veränderungen von Koronararterien bedingt sein.

Koronarembolie. Eine Koronarembolie führt zu einer plötzlichen Ischämie und manifestiert sich deswegen besonders häufig als Myokardinfarkt. Eine embolische Ursache darf vermutet werden, wenn eine Emboliequelle im Bereich des linken Herzens (infektiöse Endokarditis, kürzliche Klappenoperation an Aorten- oder Mitralklappe, Prothesendysfunktion bei Status nach Herzklappenersatz) vorliegt und ein Koronarogramm im akuten Stadium einen Verschluß, aber keine relevante Koronarsklerose ergibt. Dabei ist allerdings zu berücksichtigen, daß auch die Lyse von Koronarthrombosen innerhalb von 24 Stunden spontan erfolgen kann. Damit fällt zu einem späteren Zeitpunkt die Entscheidung zwischen einer Koronarthrombose und einer Koronarembolie als Ursache einer plötzlich aufgetretenen Ischämie schwer.

Stenose des Koronarostiums. Ostienstenosen der Koronararterien, die zur Myokardischämie führen, finden sich bei Aortenwanderkrankungen, wie Mesaortitis luetica sowie bei dissezierendem Aneurysma mit Einbezug der Aortenwurzel. Als Ursache für einen Infarkt sind sie extrem selten und dürfen nur dann angenommen werden, wenn die Grundkrankheit bewiesen und die Abgangsstenose arteriographisch belegt ist.

3.1.2 Auslösung einer akuten Ischämie

Im Gegensatz zum Skelettmuskel ist im Herzmuskel die Sauerstoffausschöpfung des arteriellen Blutes bereits in Ruhe sehr hoch, weshalb bei vermehrter Belastung, z. B. durch Blutdruckerhöhung oder durch erhöhte Herzminutenvolumenleistung, der zusätzliche Sauerstoffbedarf ausschließlich über eine Dilatation der Gefäße gedeckt werden kann. Strukturelle Wandveränderungen verhindern zwar entgegen früheren Auffassungen nicht funktionelle Veränderungen des Gefäßlumens (Dilatation, Konstriktion), je nach Lage aber kann es durch zusätzliche Faktoren (Tabelle 3) zur katastrophalen Minderversorgung der Koronarperipherie kommen, da Kollateralen im menschlichen Herzen nur unzureichend vorgebildet sind und nur selten unter optimalen Bedingungen so ausgebildet werden, daß sogar Gefäßverschlüsse ohne Ischämie toleriert werden. Koronararterien sind weitgehend Endarterien.

Bereits der Aufstellung in Tabelle 3 ist zu entnehmen, daß die Faktoren, die eine reduzierte Sauerstoffzufuhr zur Folge haben, an Bedeutung für die Entstehung einer instabilen Angina pectoris oder eines Herzinfarktes überwiegen.

Während für die Auslösung einer instabilen Phase der Angina pectoris besonders Koronarspasmen und eine rasche Progredienz arte-

Tabelle 3. Wichtige auslösende Faktoren für akute Myokardischämie und Nekrose

Verminderung der myokardialen Sauerstoffzufuhr	Erhöhung des myokardialen Sauerstoffverbrauchs
Koronarspasmen	Hypertonie
Thrombenbildung, Embolie	Ventrikeldilatation bei Herzinsuffizienz
Blutung in arteriosklerotische Plaques	Hyperthyreose
Thrombozyten- und Granulozyten-Aggregate (z. B. bei Komplementaktivierung)	Jede sympathische Stimulation
Anämie	

riosklerotischer Stenosen, etwa durch eine Wandblutung, verantwortlich sind, sind Thrombosen besonders häufig am Entstehen eines Infarktes beteiligt. Sie werden bei transmuralen größeren Infarkten in einem hohen Prozentsatz gefunden, bei kleineren Infarkten ist jedoch eine obliterierende Thrombose in weniger als der Hälfte aller Fälle nachweisbar. Ergebnisse der intrakoronaren Thrombolyse weisen dabei auf einen Kausalzusammenhang zwischen Thrombose und Infarkt hin und lassen die Thrombose nicht nur als Epiphenomen erscheinen.

Unklar blieb bisher, welche vasokonstriktorischen Prinzipien für die Koronarspasmen verantwortlich sind. Die sympathomimetisch bedingte Vasokonstriktion über Alpha-Rezeptoren scheint nur geringe Bedeutung zu haben. Eher schon von praktischer Relevanz ist das Thromboxan A_2, ein potenter Vasokonstriktor in der Gefäßwand, der zusätzlich die Thrombozytenaggregation und Granulozytenaggregation fördert, ein Mechanismus, der ebenfalls eine Ruhe-Angina pectoris auslösen kann.

Lokalisation und Ausmaß einer Ischämie oder Nekrose hängen natürlich wesentlich vom Ort der Stenose bzw. des Verschlusses der Koronararterie und von der Dauer der Obstruktion ab. Entsprechend der von außen nach innen verlaufenden Myokarddurchblutung sind subendokardiale Bezirke besonders häufig durch Ischämie und Infarkt betroffen. Auch bei im EKG als klein erscheinenden transmuralen Infarkten bei mehr proximal gelegenen Gefäßverschlüssen, können subendokardial beträchtliche nicht-transmurale Infarktzonen liegen.

3.1.3 Folgen der akuten Ischämie

Als Folge des myokardialen Sauerstoffmangels und der damit verbundenen verminderten Energiebereitstellung kommt es zunächst zu einem Funktionsausfall der betroffenen Myokardareale, was zur sofortigen Reduktion des Sauerstoffverbrauchs führt (verminderte regionale Wandspannung), andererseits ist durch diesen Ausfall ein plötzlicher Abfall der Pumpfunktion des Herzens bedingt. Dies kann, je nach Ausmaß und Lage, eine bedrohliche Herzinsuffizienz bedeuten.

Mit der Ischämie verbunden wechselt der kardiale Stoffwechsel von der aeroben auf die weniger effiziente anaerobe Energiebereitstellung, es kommt zur lokalen Anhäufung saurer Stoffwechselprodukte und Membranstörungen, die zur Verschiebung des Elektrolyt-Gleichgewichtes führen. Insgesamt resultiert eine elektrische Instabilität und die Bereitschaft zur inhomogenen Reizleitung und ektopen Reizbildung, die beide das Entstehen von tachykarden Rhythmusstörungen begünstigen, wobei lokal- und systemisch freigesetzte Katecholamine noch eine unterstützende Rolle spielen.

Grad und Geschwindigkeit des Auftretens und die Dauer einer Myokardischämie werden durch die Ausbildung von Adaptationsmechanismen (Kollateralenbildung, Senkung des myokardialen Sauerstoffbedarfes durch sinkenden Blutdruck etc.) modifiziert. Die Abstufung des Risikos für lebensbedrohliche Komplikationen einer Myokardischämie mit dem Schweregrad der Ischämie und der Raschheit des Verlaufs ist daher nicht überraschend. Beinahe exponentiell steigt das Risiko der chronischen stabilen Angina pectoris über die Formen der instabilen Angina pectoris bis zum frischen Myokardinfarkt. Asymptomatische Formen der koronaren Herzkrankheit sind in dieses Risikoprofil schwerer einzuordnen. Auch wenn bei einem Teil dieser Patienten die Erstmanifestation eine tödliche Rhythmusstörung sein kann (sudden death), gilt doch die Faustregel, daß prognostisch besonders ungünstige Formen der koronaren Herzkrankheit, wie Hauptstammstenose der linken Koronararterie und 3-Ast-Erkrankung, auch mit Symptomen verbunden sind. In diesem Zusammenhang ist von Interesse, daß über 40% der Patienten, die einem plötzlichen Herztod erliegen, noch Tage bis Wochen davor einen Arzt, häufig allerdings wegen unspezifischer Beschwerden, aufgesucht haben.

3.2 Definition der Formen der akuten ischämischen Herzkrankheit

Instabile Angina pectoris. Reversible Myokardischämien, meist mit typischer Angina pectoris, innerhalb der letzten 4 Wochen neu aufgetreten oder zunehmend in Frequenz und/oder Schweregrad. Häufiger Übergang zu irreversibler Ischämie (Infarkt), sonst Stabilisierung (chronische Angina pectoris), seltener Übergang unter Therapie zur asymptomatischen Form der koronaren Herzkrankheit. Untergruppen sind die Angina pectoris acuta, die Crescendo-Angina und das Intermediär-Syndrom.

Der akute Myokardinfarkt. Der frische Myokardinfarkt ist durch eine irreversible Ischämie charakterisiert, die zum Auftreten von Nekrosezeichen im EKG und im Enzymmuster führt. Die definitive Myokardinfarkt-Diagnose verlangt das Auftreten abnormer Q-Zacken und einen entsprechenden Ablauf von ST- und T-Wellen-Veränderungen oder das gleichzeitige Vorhandensein von zwei der drei folgenden Kriterien: 1. typischer Infarktschmerz, 2. Ablauf einer lokalisierten ST-/T-Veränderung ohne Veränderungen des QRS-Komplexes, 3. passagere typische Zunahme von Enzymen.

Der plötzliche Herztod. Die koronare Herzkrankheit kann sich nicht selten erstmals mit einem Kreislaufzusammenbruch aufgrund einer Rhythmusstörung (Tachykardie und Bradykardie) oder eines plötzlichen Pumpversagens des Herzens manifestieren. Vom plötzlichen Herztod (sudden death) spricht man, wenn aufgrund eines Kreislaufzusammenbruchs der Tod innerhalb Sekunden bis Stunden eintritt, ohne daß eine akute Erkrankung als Erklärung dafür diagnostiziert werden kann. Aus praktischen epidemiologischen Gründen gelten wegen des häufig nicht ganz klaren Beginns und der Art der Symptome sowie wegen Unsicherheiten über den Todeszeitpunkt 24 Stunden als Grenze, nach deren Überschreiten nicht mehr von einem plötzlichen Herztod gesprochen werden sollte.

4 Die instabile Angina pectoris

O. Bertel

4.1 Klinisches Bild

Der Überbegriff der instabilen Angina pectoris läßt sich in 3 Gruppen aufschlüsseln: die neu aufgetretene ($\leq$ 1 Monat) Angina pectoris (Angina pectoris acuta), die ihren Charakter und Intensität wechselnde, bisher stabile Angina pectoris (Crescendo-Angina) und schließlich das Intermediärsyndrom, das durch langanhaltende ($>$ 15 Minuten) Ruheschmerzen gekennzeichnet ist, bei dem sich aber im EKG und enzymatisch kein Infarktablauf feststellen läßt.

Vom koronarographischen Befund her unterscheidet sich die instabile Angina pectoris von der stabilen Angina pectoris höchstens durch den häufigeren Befall peripherer Gefäßabschnitte. Sonst ist die Verteilung der nachgewiesenen Stenosen nicht unterschiedlich. Die gemeinsame Bedeutung der verschiedenen Formen der instabilen Angina pectoris liegt in ihrem Risiko. Tabelle 4 macht approximative Angaben über die Häufigkeit des akuten Herzinfarkts und des plötzlichen Todes nach Auftreten einer instabilen Angina pectoris.

Das Risiko bei instabiler Angina pectoris, das das Risiko nach einem durchgemachten Herzinfarkt weit übertrifft, kann durch konsequente therapeutische Maßnahmen mit Sicherheit gesenkt werden.

4.2 Allgemeine therapeutische Richtlinien

Die Therapie der instabilen Angina pectoris muß schon initial dem Patienten und seiner Anamnese individuell angepaßt sein und nach dem klinischen Verlauf kurzfristig modifiziert werden. Folgende generelle Richtlinien behalten dabei Geltung.

Tabelle 4. Prognose der instabilen Angina pectoris

Autor	Jahr	Patienten			Infarkt [%]	Herztod [%]	Studienzeitraum Monate
		A	B	C			
Levy	1956	158			39	32	2
Beamish	1960	8	7		80	60	1,5
Wood	1961			50	22	16	2
Vakil	1964			156	49	24	3
Krauss	1971		100		7	1	1
Gazes	1972		140		21	10	3
Watkins	1972	47			8	8	1
Fulton	1972	88		79	16	2	3
Bertolasi	1974			24	17	21	1
Bertolasi	1974		27		4	4	1
Duncan	1976		251		10	2	1,5
Plotnick	1977			32	3	10	1
Pugh	1978		27		3	3	1,5
NHLB	1978	136	152		12	4	1

A, akute Angina pectoris; *B*, Crescendoangina; *C*, Intermediärsyndrom

4.2.1 Allgemeine Maßnahmen

Immobilisation. Der Patient mit instabiler Angina pectoris soll bis zu einer mindestens 24 Stunden andauernden, symptomfreien Periode strikte Bettruhe einhalten, danach erfolgt die stufenweise Mobilisation mit dem Ziel, nach 7–10 Tagen die Belastbarkeit für alltägliche Anstrengungen zu erreichen. Beim Auftreten auch nur geringer Beschwerden wird der Patient in seiner Mobilisationsphase zurückgestuft.

Hospitalisation. Bei Ruheschmerzen und Intermediärsyndrom ist die Hospitalisation auf der Herzstation dringlich. Nur den Unerfahrenen wird dabei die fehlende Dramatik des voll ausgebildeten Infarktes von der Einweisung des Patienten mit diesen Formen der instabilen Angina pectoris zurückhalten. Bei Crescendo-Angina ist in der Regel die Einweisung auf eine normale Abteilung mit sorgfältiger Betreuung ausreichend. Bei Neuauftreten der Angina pectoris hängt der Entscheid zur Hospitalisation von der Intensität der Beschwerden und der Möglichkeit zur engen ärztlichen Betreuung ab. Ist ein Patient mit frischer Angina pectoris nicht innerhalb von 24 Stunden schmerzfrei (körperliche Schonung, Medikamente), so soll auch er hospitalisiert werden.

Entsprechend gilt die Beschwerdefreiheit als Voraussetzung für die Spitalentlassung eines Patienten, der wegen instabiler Angina pectoris hospitalisiert wurde, außer wenn die medikamentöse Therapie voll ausgeschöpft ist und eine chirurgische Therapie abgelehnt wurde.

Die Beseitigung auslösender Faktoren für die instabile Angina pectoris. Als Grundlage der weiteren Therapie müssen zunächst potentiell auslösende Faktoren der instabilen Angina pectoris behandelt werden. Dies betrifft die Korrektur einer Anämie, Fiebersenkung, Blutdrucknormalisierung und die Vermeidung von den Sauerstoffbedarf steigernden Medikamenten, eine konsequente Sedation und Behandlung von Rhythmusstörungen.

Antikoagulation. Die präventive günstige Wirkung der Antikoagulation bei instabiler Angina pectoris ist nicht mit der wünschenswerten Sicherheit belegt. Da aber jedenfalls in einem Teil der Patienten eine intrakoronare Thrombenbildung zum Herzinfarkt führen kann und einige klinische Studien Hinweise auf einen günstigen Effekt der Antikoagulation bei instabiler Angina pectoris geben, halten wir diese Maßnahme für sinnvoll. Dabei erfolgt die Antikoagulation beim stationären Patienten zunächst mit Heparin intravenös, dann mit Cumarin-Derivaten. Der Patient außerhalb des Spitals wird von Anfang an mit Cumarin-Derivaten therapeutisch eingestellt. Die Dauer der Antikoagulation ist vom weiteren Verlauf abhängig, soll aber ein halbes Jahr nur in Ausnahmefällen überschreiten.

Die Wirkung einer fibrinolytischen Therapie für die Behandlung bestimmter Formen der instabilen Angina pectoris ist noch Gegenstand klinischer Studien und stellt keine gesicherte Behandlungsmaßnahme dar.

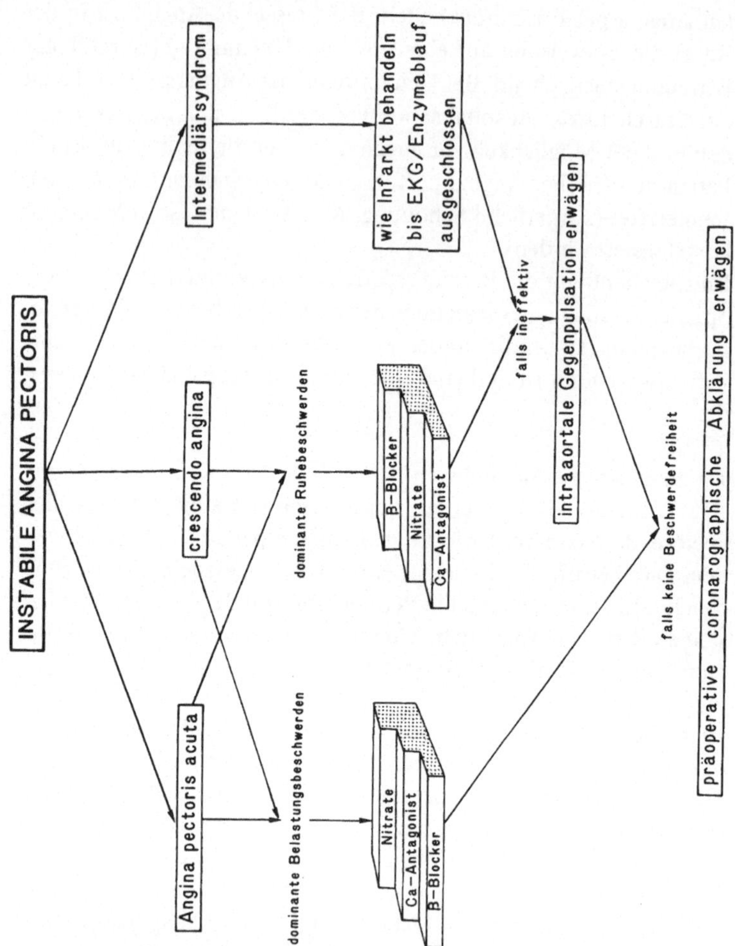

Abb. 5. Flußdiagramm zur Behandlung der instabilen Angina pectoris

4.2.2 Medikamentöse Therapie

Die medikamentöse Therapie der instabilen Angina pectoris stützt sich auf Nitrate, Beta-Blocker und Calcium-Antagonisten mit besonderer gefäßdilatierender Wirkung. Die Reihenfolge des Einsatzes und die Aggressivität der Dosierung hängt von der Anamnese, der

34

momentanen Intensität der Beschwerden und dem Verlauf ab
(Abb. 5).

Die Anamnese kann wichtige Hinweise auf Spasmen als dominante
auslösende Ursachen der instabilen Angina pectoris geben, wenn die
Beschwerden bisher nie anstrengungsabhängig waren oder wenig-
stens bei ganz unterschiedlichen Belastungsgraden auftraten. In diesem Fall werden Nitroglycerin und Calcium-Antagonisten in erster
Linie und nur bei nicht ausreichender Wirkung Beta-Blocker zusätzlich eingesetzt. War bisher eine typische Angina pectoris bekannt
(Crescendo-Angina), ist bei fehlender Kontraindikation neben Nitraten ein Beta-Blocker in erster Linie indiziert. Er wird bei Persistenz der Beschwerden mit einem Calcium-Antagonisten kombiniert.

Je nach Schweregrad der ischämischen Schmerzen richtet sich die
Aggressivität des therapeutischen Vorgehens. Bei Ruheschmerzen
und persistierenden Beschwerden nach Intermediärsyndrom beginnt die Therapie immer mit Nitroglycerin sublingual, das – schon
im Hinblick auf die orale Dauertherapie – sofort von der sublingua-
len oder peroralen Applikation des Calcium-Antagonisten bzw.
Beta-Blockers gefolgt wird. Bei weiteren Beschwerden wird Nitroglycerin als Dauerinfusion in steigender Dosierung gegeben.

Die Eskalation der medikamentösen Therapie erfolgt rasch mit dem
Ziel der Beschwerdefreiheit oder der Ausschöpfung innerhalb von
24–48 Stunden. Bei neu aufgetretener Angina pectoris und leichteren Formen der Crescendo-Angina wird die Therapie weniger ag-
gressiv intensiviert. Die Behandlung basiert auf einem Beta-Blocker,
die Kombination erfolgt dann mit einem Calciumantagonisten und
schließlich mit langwirksamen Nitraten. Nitroglycerin in sublingualer Applikationsform wird dem Patienten mit den dazu notwendigen
Informationen zur Selbstadministration zusätzlich zur Verfügung gestellt.

Reichen die medizinischen Maßnahmen nicht zur Stabilisierung der
instabilen Situation aus, wird die chirurgische Therapie mit dem
Endziel der Revaskularisation erwogen. Sie macht die koronarographische Abklärung erforderlich, die unverzüglich und vorzugsweise
während Einsatz der intraaortalen Ballonpumpe erfolgen soll, die
dann gleichzeitig auch als Operationsvorbereitung anzusehen ist.
Liegen Kontraindikationen gegen Abklärung und Operation vor,

kann zusätzlich zur medikamentösen Therapie die Verabreichung eines Lachgas-Sauerstoffgemisches zur Schmerzbehandlung wie beim Herzinfarkt (vgl. dort) eingesetzt werden. Nicht selten läßt sich dadurch die klinische Situation stabilisieren.

4.2.3 Chirurgische Therapie

Die chirurgische Hilfe in der Behandlung der instabilen Angina pectoris besteht einerseits im Einlegen der intraaortalen Ballonpumpe, andererseits in der akuten Revaskularisation.

Die intraaortale Ballonpumpe (Prinzip s. Abb. 22, S. 104) führt durch die Ballonentleerung in der Systole (Sogwirkung) zu einer Verminderung der Auswurfarbeit des Herzens. In der Diastole wird durch das Aufblasen des Ballons (Gegenpulsation) der Perfusionsdruck in die Koronararterien gehoben. Diese doppelte Wirkung bewirkt nicht selten völlige Schmerzfreiheit bei bis dahin refraktären Beschwerden.

Beim Patienten, der sich initial medikamentös stabilisieren ließ, ist die koronarographische Abklärung beim Wiederauftreten von Beschwerden während der Mobilisationsphase indiziert. Ist eine beschwerdefreie Vollmobilisation möglich, ist die Indikation elektiv nach den üblichen Kriterien zu stellen.

Der Vorzug, den die medikamentöse Therapie bei diesem Behandlungsvorschlag genießt, beruht auf einer vergleichbaren Mortalität bei medizinischer und chirurgischer Therapie im akuten Stadium und auf der höheren perioperativen Infarktinzidenz beim chirurgischen Vorgehen. Es gibt allerdings Hinweise, daß sich durch den perioperativen Einsatz der intraaortalen Ballonpumpe und neue Methoden der Myokardprotektion intraoperativ dieser Nachteil der chirurgischen Therapie reduzieren läßt.

4.3 Spezielle Behandlungsrichtlinien

Unser Vorgehen folgt dem schematischen Behandlungsvorschlag in Abb. 5.

Alle Patienten werden bis zur Beschwerdefreiheit immobilisiert und antikoaguliert. Die Antikoagulation erfolgt beim hospitalisierten Patienten mit Heparin, 5 000 Einheiten i. v., dann 25 000/24 Stunden bzw. nach Gerinnungsstatus. Beim ambulanten Patienten wird die Antikoagulation mit einer Sättigungsdosis eines Cumarinderivates eingeleitet und der Quickwert in den folgenden Tagen auf ein therapeutisches Niveau eingestellt.

4.3.1 Dominante, anstrengungsabhängige Beschwerden

Beginn der Therapie mit einem Beta-Blocker in voller Dosierung (z. B. Propranolol, 3 × 80 mg p. o.). Dabei wird auf eine Aufbauphase der Therapie verzichtet, da unerwünschte Wirkungen bei der Beta-Blocker-Therapie schon bei niedrigen Dosen ausgeprägt sind, die volle therapeutische Wirkung dagegen erst bei höheren Dosen erreicht wird. Bei persistierenden Beschwerden wird der Beta-Blocker mit einem besonders vasoaktiven Calcium-Antagonisten (Nifedipin, 3 × 10 bis 3 × 30 mg p. o.) kombiniert. Von Anfang weg erhält der Patient Nitroglycerin sublingual in Reserve zur raschen Einnahme bei neuerlichen Schmerzattacken und wird eingehend über das notwendige Verhalten bei länger dauernden Beschwerden (unverzügliche Hospitalisation auf der Herzstation) unterrichtet. Bei weiterhin limitierender Angina pectoris wird die koronarographische Abklärung im Hinblick auf die Revaskularisation eingeleitet. Läßt sich mit diesen Maßnahmen eine Stabilisierung mit weitgehender Beschwerdefreiheit erzielen, erfolgt die Abklärung zur Operation elektiv frühestens nach 3 Wochen.

4.3.2 Dominante Ruheschmerzen

Bis zum Eintreffen auf der Herzstation erfolgt die Therapie mit Nitroglycerin sublingual, frühzeitig kombiniert mit 10 mg Nifedipin sublingual, das in einer Dosis von 3 × 10 bis 3 × 30 mg fortgeführt wird. Bei weiteren ischämischen Symptomen wird eine Nitroglycerin-Infusion begonnen, deren Anfangsdosis von 10 µg/min. nach dem Verhalten des systolischen Druckes (untere Limite > 90 mmHg oder Abfall um 30 mmHg) bis zu 400 µg/min. gesteigert wird. Bei Patienten unter Langzeittherapie mit langwirksamen Nitraten können höhere Dosen erforderlich sein.

Die maximale Dosierung der Nitroglycerin-Infusion und des Calcium-Antagonisten soll in weniger als 24 Stunden erreicht sein. Falls dies zur Stabilisierung nicht ausreicht, folgt als nächster Schritt die Beta-Blockerzugabe (Inderal, 3 × 80 mg) unter Beachtung der Kontraindikationen. Danach muß bei weiterhin instabiler Situation der Einsatz der intraaortalen Ballonpumpe im Hinblick auf die akute Revaskularisation geprüft werden. Fällt der Entschluß zur präoperativen Abklärung, so soll diese nach Einlegen der intraaortalen Ballonpumpe erfolgen und bei einer operablen Situation innerhalb von 48 Stunden zur Revaskularisation führen.

4.3.3 Das Intermediärsyndrom

Das Intermediärsyndrom wird bis zum definitiven Ausschluß eines Myokardinfarktes als solcher behandelt, danach wie die anderen Formen der instabilen Angina pectoris.

Praktisches Vorgehen

1. Aufgrund der Anamnese prüfen, ob eine neue Angina pectoris, eine zunehmende Angina pectoris oder ein Intermediärsyndrom vorliegt. Die Spitaleinweisung erfolgt bei Intermediärsyndrom und Ruheschmerzen auf die Herzstation, bei neuer oder zunehmender Angina pectoris-Symptomatik Grad III (NYHA-Klassifikation) auf eine normale Abteilung. Eine Angina pectoris acuta I. und II. Grades (NYHA-Klassifikation) kann bei gewährleisteter engmaschiger Kontrolle ambulant betreut werden.
2. Alle Patienten werden immobilisiert, bis mindestens 24 Stunden Beschwerdefreiheit erreicht sind, danach erfolgt die Mobilisation innerhalb 10 Tagen, falls keine neuerlichen Symptome auftreten, sonst innerhalb von 14–28 Tagen (vgl. Infarktrehabilitation).
3. Die Antikoagulation beginnt beim hospitalisierten Patienten mit Heparin, 5000 Einheiten i. v., gefolgt von einer Infusion mit 25 000 Einheiten über 24 Stunden, beim ambulanten Patienten wird primär mit einem Cumarinderivat begonnen. Die Antikoagulation wird mindestens 6 Monate lang mit Cumarinderivaten im therapeutischen Bereich aufrechterhalten, wenn Kontraindikationen fehlen und eine gute therapeutische Einstellung erreichbar ist.
4. a) *Dominant anstrengungsabhängige Beschwerden.* Propranolol, 3 × 80 mg p. o., Nitroglycerin sl in Reserve.
   Falls nicht effektiv, Kombination mit Nifedipin, 3 × 10 bis 3 × 30 mg und Isosorbiddinitrat retard, 3 × 80 mg p. o.
   b) *Ruheschmerzen.* Nitroglycerin sublingual, dann Beginn mit Nifedipin, 3 × 10 bis 3 × 30 mg p. o. Falls nicht effektiv, Nitroglycerin-Infusion, 10–400 µg/min., rasch steigern! (Limite: systolischer Blutdruck ≤ 90 mmHg oder systolischer Blutdruckabfall um 30 mmHg.) Falls weiter Beschwerden, Zugabe von Propranolol, 3 × 80 mg p. o. Bei fehlender Stabilisierung unter medikamentöser Kombinationstherapie Einsatz der intraaortalen Ballonpumpe und koronarographische Abklärung im Hinblick auf Operation prüfen. Falls operable Situation, innerhalb von 48 Stunden operieren, falls inoperable Situation, Fortsetzung der aggressiven medikamentösen Therapie, zusätzlich Einsatz

einer Lachgas-Sauerstoffmischung (vgl. Schmerztherapie bei frischem Myokardinfarkt).

c) *Intermediärsyndrom.* Bis zum Ausschluß als frischen Infarkt behandeln, danach wie instabile Angina pectoris, je nach Beschwerdeintensität.

5. Läßt sich die instabile Angina pectoris stabilisieren, erfolgt die koronarographische Abklärung und allfällige Operation nach den sonst üblichen Kriterien elektiv ab 3 Wochen nach Beginn der instabilen Phase.

Literatur

1. Levy H.: The natural history of changing patterns of angina pectoris. Ann. Intern. Med. 44: 1123, 1956
2. Beamish R. E., Storrie V. M.: Impending myocardial infarction. Recognition and management. Circulation 21: 1107, 1960
3. Wood P.: Acute and subacute coronary insufficiency. Br. Med. J. 1: 1779, 1961
4. Krauss K. R., Hutter A. M., DeSanctis R. W.: Acute Coronary Insufficiency. Course and Follow-Up. Arch. Intern. Med. 129:808, 1972
5. Gazes P. C., Mobley E. M., Faris H. M., Duncan R. C., Humphries G. B.: Preinfarctional (unstable) Angina – a prospective study – ten year follow-up. Circulation 48: 331, 1973
6. Duncan B., Fulton M., Morrison S. L., et al.: Prognosis of new and worsening angina pectoris. Br. Med. J. 1: 981–985, 1976
7. Cairns J. A., Fantus I. G., Klassen G. A.: Unstable angina pectoris. Am. Heart J. 92: 373–386, 1976
8. Bertolasi C. A., Tronge J. E., Riccitelli M. A., Villamayoe R. M., Zuffardi E.: Natural history of unstable angina with medical or surgical therapy. Chest 70: 596, 1976
9. Plotnick G. D., Conti C.: Unstable Angina: Angiography, short- and long-term morbidity, mortality and symptomatic status of medically treated patients. Am. J. Med. 63: 870–873, 1977
10. Pugh B., Platt M. R., Mills L. J., et al.: Unstable Angina pectoris: a randomized study of patients treated medically and surgically. Am. J. Cardiol. 41: 1291–1298, 1978
11. Unstable Angina pectoris: National Cooperative Study Group to Compare Surgical and Medical Therapy. (National Heart, Lung, and Blood Institute) Am. Heart J. 42: 841–848, 1978
12. Russell R. O., Rogers W. J., Mantle J. A., et al.: Medical or surgical therapy for unstable angina pectoris? Cardiovasc. Med., 1059: 1067, Oct. 1979
13. Lichtlen P. R.: Klinik, Diagnostik und Therapie der unstabilen Angina pectoris. Internist 21: 636–645, 1980
14. Sethna D., Gray R., Matloff J. M.: Unstable angina pectoris: a surgical perspective. J. cardiovasc. Med. 6: 319–324, 1981

5 Der akute Myokardinfarkt

F. Burkart

5.1 Pathophysiologie

Die stenosierende coronare Arteriosklerose ist die wohl wichtigste, jedoch – wie im dritten Kapitel beschrieben – keineswegs einzige Ursache für eine akute Ischämie des Myokards. Ob bei einer gegebenen Einengung der Flußbahn die von den Pathologen häufig beschriebene Thrombose für den Infarkt wirklich ursächlich verantwortlich ist oder nur sekundär als Folge der Durchblutungsstörung auftritt, ist noch umstritten. Bei transmuralen größeren Infarkten werden häufiger Thrombosen gefunden, bei kleineren Infarkten ist sie in weniger als der Hälfte der Fälle nachweisbar. Schließlich kann häufig eine aktive Konstriktion der Herzkranzgefäße nachgewiesen werden, wobei diese meist auf Höhe eines schon vorbestehenden einengenden Atheroms auftritt.

Da der Herzmuskel für seine Funktion auf eine kontinuierliche Sauerstoffzufuhr angewiesen ist, führt der Verschluß eines großen Coronargefäßes innert Minuten zu einer Ischämie; bei mehrstündiger Unterbrechung zum transmuralen Infarkt. Tritt eine plötzliche starke Reduktion der Durchblutung auf, ohne daß das Gefäß völlig verschlossen wird, so werden nur die subendokardialen Muskelschichten betroffen und es entsteht ein nicht transmuraler Infarkt.

5.2 Klinisches Bild

5.2.1 Infarktschmerz

Der Schmerz ist das führende Symptom und zeigt den Beginn des akuten Geschehens an. Die schon vorher auftretenden Veränderungen unter Ischämie, wie Zunahme der Steifigkeit des linken Ventrikels und Abnahme des Schlagvolumens, können nur ganz ausnahmsweise erfaßt werden. Die Häufigkeit, mit der eine typische Schmerzanamnese angegeben wird, hängt vom Alter, von Begleitkrankheiten und von symptomatischen Komplikationen des Infarktes ab. So werden bei über 75jährigen bis zu 40% der Infarktereignisse typische Schmerzen vermißt. Bei Diabetikern beträgt der Prozentsatz einer fehlenden Schmerzangabe 30% und bei vorbestehender schwerer Herzinsuffizienz infolge verschiedener Herzkrankheiten wird in einem Viertel der Patienten kein Infarktschmerz angegeben. Die *Lokalisation* ist wie bei der Angina pectoris der mittlere Thoraxbereich. In 80–90% der Fälle wird er hinter oder neben dem Brustbein verspürt. Obwohl individuell die Schmerzcharakteristik sehr verschieden geschildert wird, ist in der Regel beim gleichen Patienten der ischämische Schmerz bei reversibler Ischämie wie auch beim Infarkt in qualitativer Beziehung gut vergleichbar. Nicht selten wird eine *Ausstrahlung* in den Rücken zwischen die Schulterblätter, in den Hals und in die Kieferwinkel sowie in die Arme – bevorzugt links – angegeben.

Die *Schmerzintensität* ist beim Infarkt meist groß, was gelegentlich beim einzelnen Patienten auch den Vergleich zu einer eventuell vorbestehenden Angina pectoris verunmöglicht. Der intensive bis vernichtende Schmerz führt häufig zu Angst. Bei einer Minorität wird er jedoch negiert und höchstens ein Druck oder eine Mißempfindung angegeben. Ein fehlender Schmerz darf deshalb nicht als Beweis gegen einen Infarkt angeführt werden. Dies gilt besonders dann, wenn andere Symptome im Vordergrund stehen.

Typischerweise beträgt die *Dauer* des Infarktschmerzes mehrere Stunden. Es gibt jedoch fließende Übergänge zwischen Ruhe-Angina pectoris, Intermediärschmerz und Myokardinfarkt (s. Kapitel III). In diesen Fällen müssen zur Diagnose die Enzyme und das Elektrokardiogramm zu Hilfe genommen werden. Als obere Zeitgrenze für den Infarktschmerz werden gewöhnlich 24 Std. angegeben. Über dieses Zeitmaß hinausgehende Schmerzen finden wir bei einer Ausdehnung des Infarktes infolge sekundärer thrombotischer Anlagerung am initialen Verschlußort. Davon abzutrennen ist der im Anschluß an den Myokardinfarkt auftretende Schmerz bei Pericarditis epistenocardiaca. An diese Möglichkeit muß besonders nach mehrstündigem schmerzfreiem Intervall gedacht werden, besonders da nur in 25% dieser Fälle die Pericarditis auskultatorisch festgestellt werden kann. Im Einzelfall entscheidet dann die therapeutische Wirkung der Steroide über die Schmerzätiologie, indem bei der Pericarditis nach intravenöser Steroid-Applikation innert 30 Minuten ein günstiger und häufig anhaltender Effekt erreicht wird.

5.2.2 Untersuchungsbefund

Der Schmerz wird häufig begleitet von Angst, dadurch bedingt kommt es zu zusätzlicher sympathischer Stimulation. Der Patient ist demnach häufig gespannt und unruhig. Der Blutdruck ist auch bei eventuell erniedrigtem Herzminutenvolumen durch den vorhandenen Sympathiekotonus normal bis schmerzbedingt erhöht. Auch die Tachykardie ist Folge des erhöhten adrenergen Tonus und somit nicht immer Zeichen einer begleitenden Herzinsuffizienz.

In 70–80% der Patienten finden wir bei der klinischen Beurteilung des Kreislaufs bezüglich der Pumpfunktion des Herzens keine Zeichen eines verminderten Herzminutenvolumens; bei ca. 20% können die Zeichen der manifesten Links-, evtl. Links-Rechtsherzinsuffizienz gefunden werden, wie periphere Konstriktion, Hypotonie und im weiteren Verlauf Oligurie bis zum Vollbild des kardiogenen Schocks (Kapitel „Herzinsuffizienz nach akutem Myokardinfarkt"). Für den größten Teil der Patienten gilt es demnach, die diskreten Zeichen der nach akutem Infarkt meist vorhandenen Rückstauung („backward failure") zu suchen. Ein dritter Herzton, eine fehlende Spaltung des zweiten Herztons, ein nach außen verlagerter, verlangsamt hebender linker Ventrikel sind Anzeichen eines erhöhten Füllungsvolumens. Die leisen Herztöne sind Ausdruck der verminderten Geschwindigkeit des Klappenschlusses und damit der verminderten Kontraktilität. Im Röntgenthoraxbild schließlich ist die Herzgröße objektiv erfaßbar, wenn auch wegen der Unmöglichkeit, die Thoraxaufnahme stehend durchzuführen, das meist sitzend oder sogar im Liegen aufgenommene Bild die Interpretation bezüglich Herzgröße erschwert. Eine Umverteilung der Lungenzirkulation im Röntgenbild zeigt indirekt den erhöhten Füllungsdruck an. Dieses Kriterium ist aber besonders in der akuten Situation schwer erfaßbar. Eine invasive Kontrolle der Kreislaufsituation zur Beurteilung der Schwere der Herzinsuffizienz ist unserer Ansicht nach nur notwendig, wenn klinisch die Zeichen einer mehr als geringen Herzinsuffizienz festgestellt werden.

Äußerst wichtig bei der Untersuchung des Patienten sind neben der Erfassung der Zeichen der Herzinsuffizienz die eventuellen Rhythmusstörungen. Dabei gilt es sowohl bradykarde Rhythmusstörungen wie tachykarde Arrhythmien zu erfassen. Prozentzahlen über die Häufigkeit im Auftreten sind schwierig anzugeben, da die prozentuale Verteilung sehr wesentlich vom zeitlichen Abstand zwischen Schmerzbeginn und Untersuchung abhängt. Initial sind bradykarde Rhythmusstörungen recht häufig; es sind dies sowohl Sinusbradykardien wie AV-Überleitungsstörungen. Die tachykarden Rhythmusstörungen sind meist ventrikulären Ursprungs und als Anzeichen rhythmischer Instabilität von wesentlicher Bedeutung, auch wenn sie den Kreislauf hämodynamisch nicht relevant deprimieren (Kapitel „Rhythmusstörungen bei Myokardinfarkt").

Nach einmal gestellter Diagnose und erfolgreicher Behandlung des Infarktschmerzes, evtl. der begleitenden Pericarditis epistenocardiaca ist der weitere Verlauf im wesentlichen geprägt von den vier möglichen Komplikationen: der Herzinsuffizienz, den Rhythmusstörungen, der Kammerruptur, und der arteriellen oder venösen Embolie, auf welche in eigenen Kapiteln eingegangen wird.

5.3 Diagnostische Maßnahmen

5.3.1 Elektrokardiogramm

Der Stellenwert des Elektrokardiogramms in der Diagnostik. Obwohl das Elektrokardiogramm in der Diagnostik des akuten Myokardinfarktes eine besonders hohe Sensitivität aufweist, gibt es keine elektrokardiographische Kurve, die an sich und losgelöst von Anamnese, Klinik- und Labordiagnostik einen Herzinfarkt beweisen kann. Im weiteren ist zu beachten, daß die elektrokardiographischen Zeichen des Infarkts häufig der klinischen Symptomatik nachhinken und deswegen für die akute Situation die elektrokardiographische Diagnose in vielen Fällen nur nachträgliche Bestätigung des klinisch schon vermuteten Geschehens ist. Schließlich gilt auch für das Elektrokardiogramm, wie für die Enzyme, daß ein negativer Befund einen durchgemachten Infarkt nicht ausschließt.

Die durch die Herzmuskelnekrose entstehenden Änderungen der elektrischen Aktivität lassen jedoch im Elektrokardiogramm eine lokalisatorische Präzisierung zu, welche weder mit der Klinik noch mit der Bestimmung der Enzyme möglich ist. Bei der Beurteilung des Elektrokardiogramms sind demnach Intervall zwischen Schmerz und EKG-Registrierung einerseits sowie Lokalisation und Ausdehnung andererseits wesentlich.

Entstehungsmechanismus. Bei einer Ischämie des Herzmuskels kommt es zu einer Verzögerung der Repolarisationsphase. Diese korreliert mit der T-Welle im Kardiogramm. Da die Durchblutungsstörung zuerst die subendokardialen Schichten betrifft, bleiben diese länger als normal negativ geladen, was in der darüber liegenden Ableitung zu einem verstärkt positiven Ausschlag, dem sog. „Erstickungs-T" führt. Dieses spitz positive, symmetrische T ist nur kurzzeitig sichtbar und wird deshalb häufig elektrokardiographisch nicht erfaßt.

Das hingegen in der Mehrzahl der Fälle zuerst beobachtete Zeichen eines Infarktes ist eine Veränderung der ST-Strecke. Sie entspricht der ventrikulären Erregung und verläuft normalerweise auf der isoelektrischen Linie, welche durch das Ende der PQ-Strecke, dem sog. Nullpunkt, determiniert wird. Bei der Durchblutungsdrosselung kommt es im ischämischen Gebiet zu einer Störung der Zellmembranfunktion mit unkontrollierten Natrium- und Kaliumverschiebungen, was zu einer Ruhepotentialverringerung führt. Bei der Repolarisation fließt dann der Verletzungsstrom in umgekehrter Richtung. Sofern die ganze Wanddicke betroffen wird, führt dies zu einer deutlichen ST-Hebung im Bereich der Ischämie (Abb. 6). Erfaßt die Läsion nur die Innenschicht, finden wir eine ST-Senkung.

Werden aufgrund der Ischämie nicht nur die kontraktilen Elemente, sondern auch das spezifische Reizleitungsgewebe geschädigt, so tritt neben der Repolarisationsstörung auch noch eine Erregungsausbreitungsstörung auf. Diese äußert sich in einer Veränderung des QRS-Komplexes und wird elektrokardiographisch als Nekrose bezeichnet. Der QRS-Summationsvektor setzt sich nun unter Ausschluß des

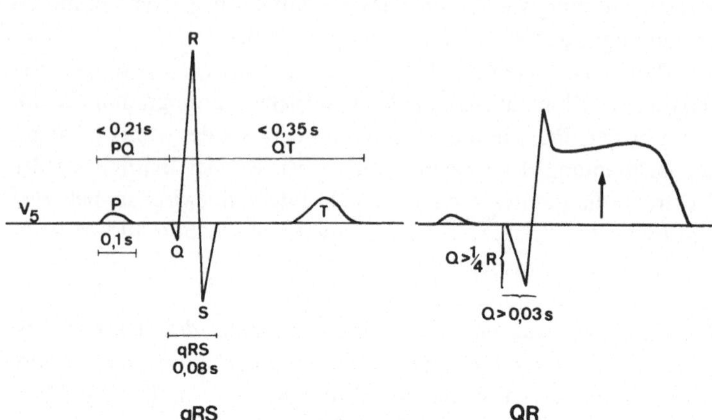

Abb. 6. *Links:* Ein normaler QRS-Komplex mit den für die Befundung von Herzrhythmus und Reizleitung relevanten Zeiten. *Rechts:* Typische Veränderungen bei frischem Myokardinfarkt mit einer Veränderung der Depolarisation (Verbreiterung der Q-Zacke) und der Repolarisation (ST-Hebung)

Nekrosevektors nur noch aus dem Partialvektor des angrenzenden gesunden Myokards und der gegenüberliegenden gesunden Wand zusammen und richtet sich damit vom Infarktbereich weg (Abb. 7). In der direkt über der Nekrose aufgezeichneten Ableitung wird der initiale Vektor deshalb ein tiefes und verbreitertes Q zeigen. Gleichzeitig drückt sich das Fehlen des Partialvektors im Bereich der Nekrose in einer Abnahme der Amplitude aus.

Transmurale und nicht transmurale Infarkte. Die Unterscheidung zwischen transmuralem und nicht transmuralem Infarkt bezieht sich auf die elektrischen Veränderungen, welche nur beschränkt mit den pathologisch-anatomischen Befunden korrelieren. Kommt es zusätzlich zu den ST- und T- auch zu QRS-Veränderungen, handelt es sich elektrokardiographisch demnach um eine Nekrose, so sprechen wir von einem *transmuralen Infarkt.* Beschränken sich jedoch bei gleicher Klinik die EKG-Veränderungen auf die ST-Strecke, so sprechen wir von einem *nicht transmuralen* Infarkt. Bei den nicht transmuralen Infarkten wird zwischen den subepikardialen und den sub-

46

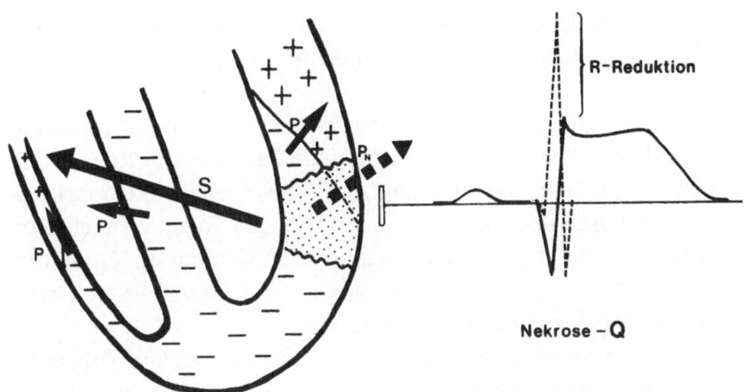

Abb. 7. Bei transmuraler Nekrose fällt im betroffenen Gebiet die Myokardde-
polarisation aus *(P_N)*. Der Summationsvektor *(S)* wird dadurch ausschließlich
von den anderen Partialvektoren *(P)* gebildet und ist von der Nekrose wegge-
richtet. In der über der Nekrose liegenden Ableitung kommt es damit initial
zum Wegfall der R-Zacke und zur Ausbildung einer verbreiterten Q-Zacke

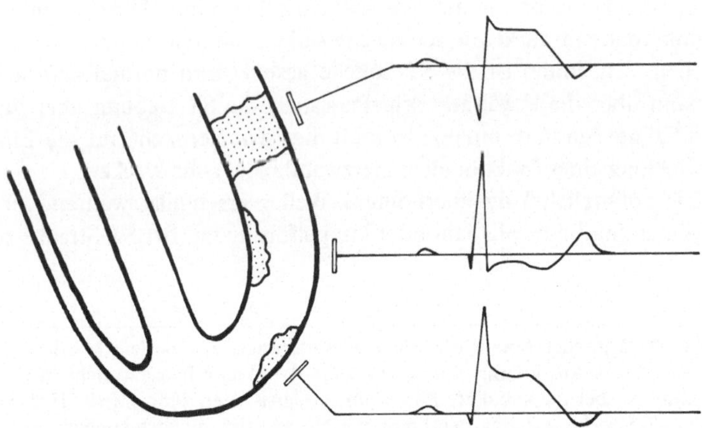

Abb. 8. Beim transmuralen Infarkt *(oben)* findet sich eine Veränderung des
QRS-Komplexes und eine ST-Hebung. Beim nicht-transmuralen Infarkt mit
subendocardialer Läsion *(Mitte)* ist der QRS-Komplex unverändert und die
ST-Strecke gesenkt. Beim subepicardialen Infarkt *(unten)* besteht bei unver-
ändertem QRS-Komplex eine ST-Hebung

endokardialen Lokalisationen unterschieden, wobei hier die vorher
erwähnten ST-Kriterien entscheidend sind (Abb. 8).

Der zeitliche Ablauf. Elektrokardiographisch läßt sich der Infarkt in
drei Stadien einteilen. Das akute Stadium dauert in der Regel Stunden bis einige Tage, das subakute wird individuell sehr unterschiedlich durchlaufen und dauert zwischen wenigen Tagen bis mehreren
Wochen und im chronischen Stadium kann sich das EKG im Verlaufe von Monaten oder Jahren wieder völlig normalisieren oder
zeitlebens abnorm bleiben.

Die QRS-Veränderungen ergeben im zeitlichen Ablauf folgendes
Bild (Abb. 9): Initial finden wir häufig bei schon vorhandenen Repolarisationsstörungen noch keine Nekrosen, also einen normalen
QRS-Komplex. Die Nekrosezeichen entstehen häufig erst nach 24
bis 48 Stunden und im chronischen Stadium bleibt das Nekrose-Q in
der Mehrzahl als einziges Infarktzeichen erhalten.

Die ST-Strecke weist initial eine Hebung auf; nach 2–3 Tagen, und
damit meist noch im klinisch akuten Stadium, beginnt sich der Verletzungsstrom zurückzubilden, was mit einer Absenkung der ST-
Strecke verbunden ist (Abb. 9). Im subakuten Stadium verläuft die
ST-Strecke wiederum auf der isoelektrischen Linie. Für den subendokardialen Infarkt gilt der gleiche Ablauf mit umgekehrten Vorzei-
chen, d. h. initial ist die ST-Strecke gesenkt und normalisiert sich
dann über die erwähnte Zeit. Persistiert die ST-Hebung über das
subakute Stadium hinaus, so muß dies den Verdacht auf die Entwicklung eines funktionellen Herzwandaneurysma wecken.

Die anfänglich kurz überhöhte T-Welle verschmilzt während des
akuten Stadiums plateau- oder kuppelförmig mit der ST-Strecke zu

Abb. 9. Zeitlicher Ablauf der EKG-Veränderungen bei akutem Myokardinfarkt. *Oben:* Ausbildung einer Q-Zacke in der akuten Phase, welche in Einzelfällen über die subakute Phase hinaus persistieren kann. *Mitte:* Hebung
der ST-Strecke in der akuten Phase mit Normalisierung nach einigen Tagen.
Bei Ausbildung eines Aneurysma kann die ST-Hebung bis in das chronische
Stadium persistieren. *Unten:* Initial geht die gehobene ST-Strecke direkt in
die T-Welle über. Danach kommt es zur T-Inversion (T-Negativität), welche
persistieren kann. Gelegentlich finden sich abgeflachte T-Wellen, welche sich
auch normalisieren können

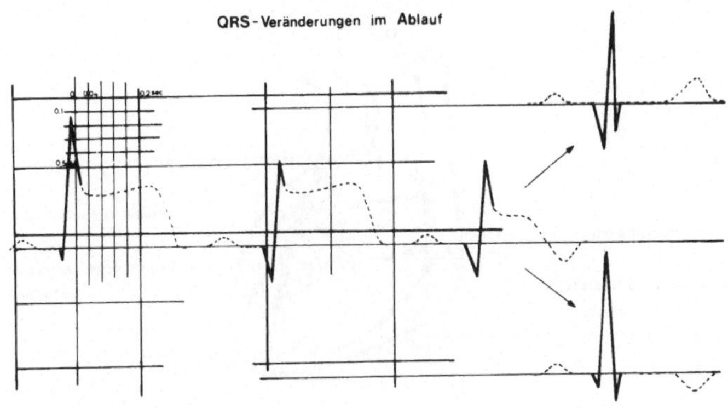

QRS-Veränderungen im Ablauf

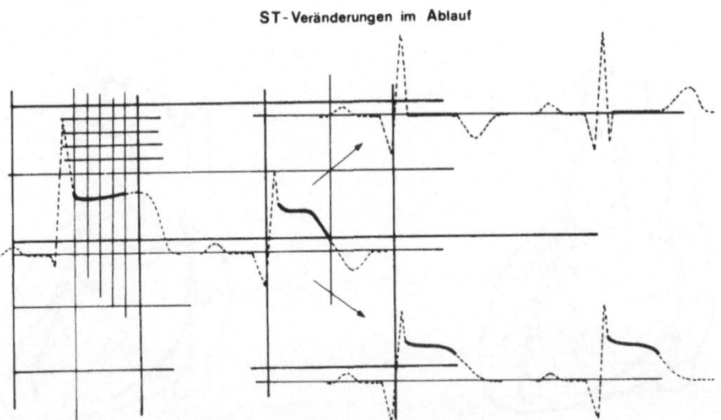

ST-Veränderungen im Ablauf

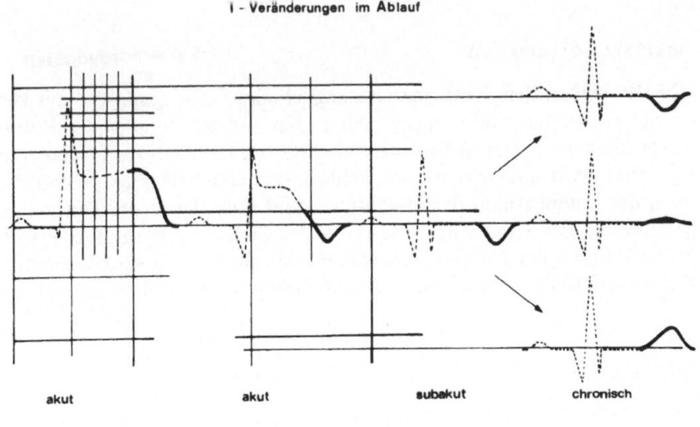

T-Veränderungen im Ablauf
akut
akut
subakut
chronisch

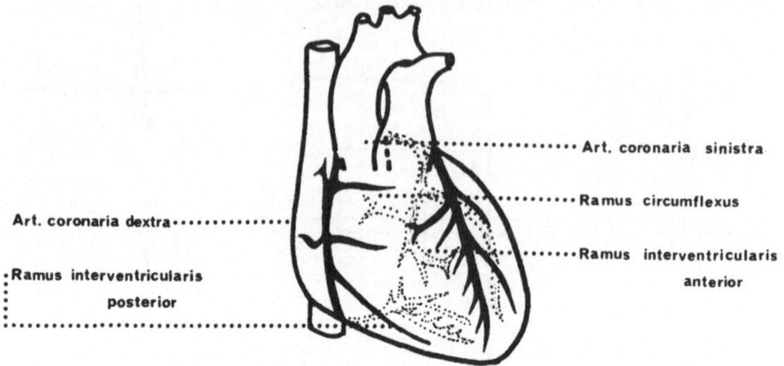

Ausgeglichener Versorgungstyp

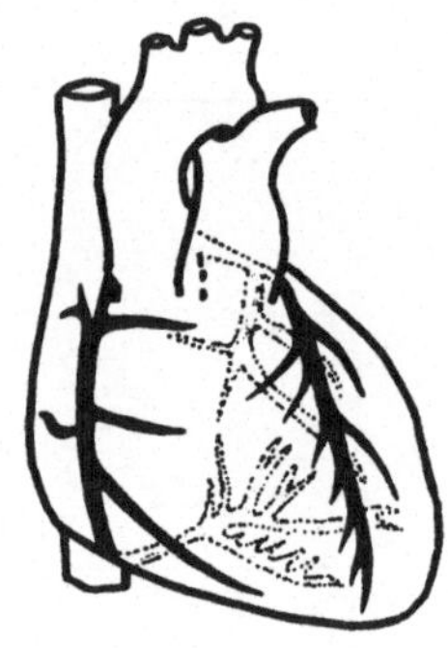
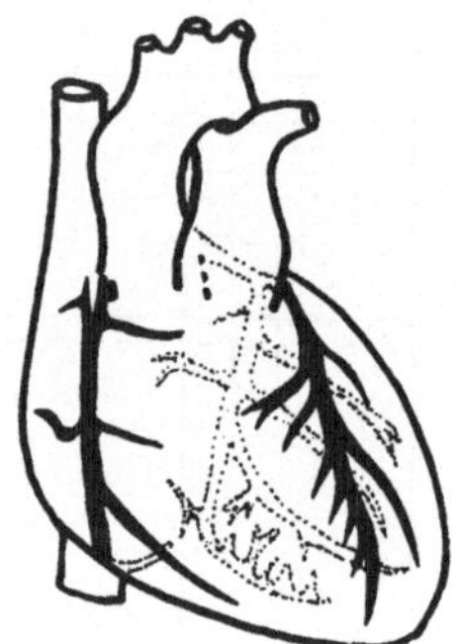

Rechtsversorgungstyp

Linksversorgungstyp

Abb. 10. Neben dem häufigsten ausgeglichenen Versorgungstyp mit Perfusion der Herzunterwand von der rechten Koronararterie über den Ramus interventricularis posterior findet sich in 20% der Fälle ein Rechtsversorgungstyp. Hier wird über einen von rechts kommenden Ramus postero-basalis auch der untere Anteil der Herzhinterwand über die rechte Koronararterie perfundiert. Bei der selteneren Variante des Linksversorgungstyps erfolgt der größere Anteil der Herzunterwandperfusion über einen stark ausgebildeten Ramus circumflexus mit seinen marginalen und postero-basalen Ästen

einer einheitlichen monophasischen Deformierung (Abb. 9). Im Verlaufe des Absinkens der ST-Strecke beginnt auch die T-Welle sich auf die Gegenseite der isoelektrischen Linie zu drehen. Daraus resultiert eine spitz symmetrisch, terminal negative T-Welle. Im chronischen Stadium kann das coronare T wieder völlig normal werden oder abgeflacht bleiben.

Lokalisation. Der linke Ventrikel ist isoliert beim Vorder- und Seitenwandinfarkt betroffen; bei Verschluß der rechten Coronararterie ist der rechte Ventrikel in ⅔ der Fälle hämodynamisch in seiner Funktion gestört, der Rechtsherzinfarkt ist aus dem Elektrokardiogramm allein jedoch nur schwer erkennbar.

Neben dem in etwa 70% vorkommenden ausgeglichenen Versorgungstyp der Coronararterien finden wir die etwas häufigere Variante des Rechts- und noch seltener des ausgeprägten Linksversorgungstyps (Abb. 10). Aus diesem Grunde können einerseits gewisse Infarkte gleicher Lokalisation entweder auf eine Veränderung der rechten oder linken Herzkranzarterie zurückgeführt werden und andererseits die Stenosen des gleichen Gefäßes bei den verschiedenen Versorgungstypen zu ganz verschiedenen Infarktausdehnungen führen.

Im Folgenden seien schematisch die verschiedenen Lokalisationen mit den dazugehörigen EKG-Ableitungen aufgeführt. In diesen Ableitungen werden dann beim Infarkt die oben beschriebenen QRS-, ST- und T-Veränderungen im zeitlichen Ablauf gefunden:

- Der *anteriore* Infarkt zeigt sich in den Brustwandableitungen V2 bis V4/V5. Die Extremitätenableitungen sind bei dieser Lokalisation meist unbeeinflußt.
- Beim *septalen* Infarkt kommt es zu den Veränderungen in V1 und V2, gelegentlich V3.
- Der *laterale* Infarkt zeigt den Ablauf in den Thoraxableitungen V5 und V6 sowie in den Extremitätenableitungen I und aVL.
- Beim *inferioren* Infarkt (gelegentlich auch als diaphragmatischer oder Hinterwandinfarkt bezeichnet) projeziert sich der Infarkt ausschließlich auf die Extremitätenableitungen II, III und aVL, während die Brustwandableitungen meist normal bleiben.
- Beim *posterioren* Infarkt schließlich sind die vorher beschriebenen EKG-Zeichen direkt nur mit ösophagealen Ableitungen zu erfas-

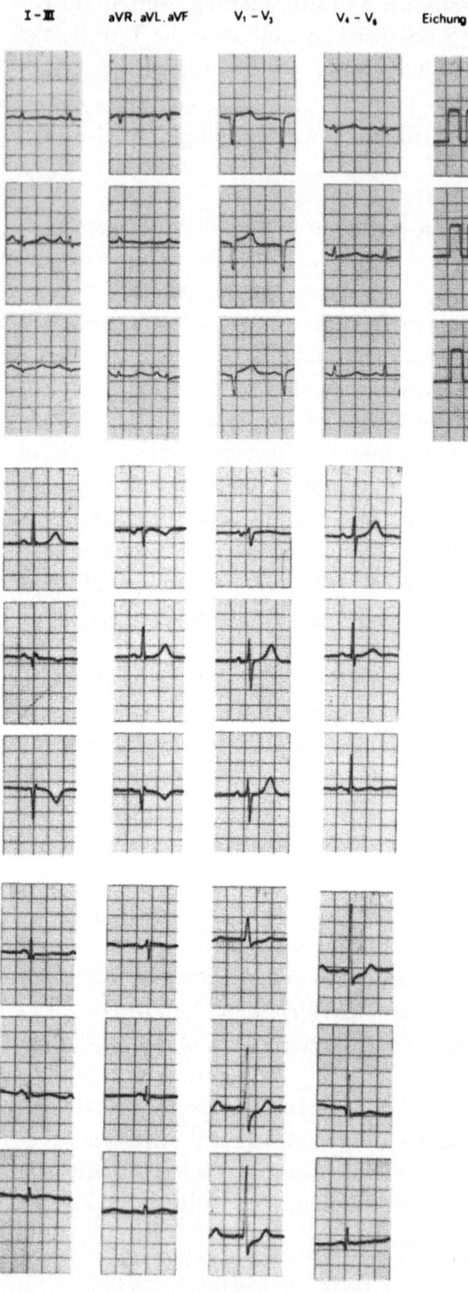

I – III
aVR. aVL. aVF
V₁ – V₃
V₄ – V₆
Eichung

sen. Mit dem normalen 12-Ableitungs-EKG sind sie spiegelbildlich zu registrieren, d.h. es kommt zu einer Überhöhung der R-Zacke in den Vorderwandableitungen V2 bis V4 als Nekrosezeichen und zu einer ST-Senkung als Zeichen einer Hinterwandläsion.

Naturgemäß können bei proximalen Coronararterienverschlüssen auch mehrere Gebiete befallen werden. Besonders häufig findet man bei ausgedehnten Infarkten der linken Coronararterie den *antero-lateralen* Infarkt, den *antero-septalen* oder den *antero-septo-lateralen* Infarkt. Beim Befall der rechten Coronararterie bildet sich häufig ein *infero-lateraler*, bei Rechtsdominanz ein *infero-postero-lateraler* Infarkt. Schließlich zeigen sich Kombinationen beim Befall des Ramus circumflexus in Form eines *postero-lateralen* Infarktes. Je nach Versorgungstyp und Verschlußhöhe sind weitere Kombinationen möglich. In der Tabelle 5 sind zusammenfassend noch einmal die typischen Ableitungsorte bei den klassischen Infarktlokalisationen aufgeführt, wobei „D" für das direkte und „I" für das indirekte Infarktbild stehen. Abbildung 11 zeigt als Beispiele 12-Ableitungselektrokardiogramme bei akutem anteroseptalen, bei posteriorem und bei inferiorem Infarkt. Nicht selten kommt es im Elektrokardiogramm im Verlauf eines akuten Infarktes zu zusätzlichen Reizleitungsstörungen, gelegentlich auch zu Reizbildungsstörungen (vgl. Kapitel „Rhythmusstörungen").

5.3.2 Laborwerte

Kreatin-Phosphokinase (CPK). Zur Zeit wird dieses Enzym am häufigsten für die Routine-Diagnostik des Infarktes verwendet, der Anstieg im Serum erfolgt innerhalb der ersten Stunden nach Auftreten

---

Abb. 11. Typische Beispiele für Elektrokardiogramme bei transmuralem Myokardinfarkt. *Oben:* Antero-septaler Infarkt mit einem QS in V_1 bis V_3 und nachfolgender ST-Hebung in diesen Ableitungen: *Mitte:* Subakuter inferiorer Infarkt mit einer abnormen Q-Zacke in den Ableitungen II, III und aVF, einer schon normalisierten ST-Strecke und einer T-Negativität in den gleichen Ableitungen und in V_6. *Unten:* Posteriorer Infarkt mit abnorm hohem QRS-Komplex in V_1 und V_2 sowie einer ST-Senkung (Spiegelbild der Hinterwand) in Ableitung V_2 bis V_5

Tabelle 5. Lokalisation des Infarktes im EKG. Im direkten Infarktbild findet sich bei transmuraler Nekrose eine Q-Zacke und eine ST-Hebung, im indirekten Infarktbild eine Überhöhung der R-Zacke und eine ST-Senkung

	I	II	III	aVR	aVL	aVF	V_1	V_2	V_3	V_4	V_5	V_6
ant								d	d	d		
sept							d	d	d			
lat	d				d						d	d
ant –sept							d	d	d	d		
ant – lat	d				d			d	d	d	d	d
post							i	i	i	i		
inf		d	d			d						
post– lat	d				d		i	i	i	i		
inf –lat		d	d			d					d	d
post–inf		d	d			d	i	i	i	i		
post–inf –lat	d	d	d		d	d	i	i	i	i	d	d

d: direktes Infarktbild   ▨ anterior   ⁄⁄⁄ lateral

i: indirektes Infarktbild   ✕ posterior   ⋯ inferior

der Nekrose. Sie erreicht nach ca. 24 Stunden den Maximalwert und fällt dann innert 3–4 Tagen auf die Norm ab. Dieses Enzym ist schon bei relativ kleinen Infarkten im Serum erhöht nachweisbar, muß demnach als sensitiver Parameter gelten. Leider ist jedoch seine Spezifität gering, indem es ebenfalls in der Skelettmuskulatur und im Gehirn in hoher Konzentration und in beinahe allen inneren Organen in geringer Menge nachweisbar ist. Die praktische Konsequenz für die Diagnostik besteht darin, daß bei akuten Kreislaufverschlechterungen nicht ischämischer Ätiologie die CPK meist auch erhöht ist. Kommt es infolge eines Kreislaufzwischenfalls nicht ischämischer Ursache zu einer Hirnschädigung, so ist die CPK massiv erhöht. Aber auch schon harmlose Begebenheiten wie ungewöhnlich körperliche Aktivität einerseits, oder Muskelschädigung durch intramuskuläre Injektion andererseits, können die Diagnostik erschweren. Man ist deshalb dazu übergegangen, Isoenzyme zur weiteren Differenzierung der CPK-Veränderungen zu verwenden. Man unterscheidet die CKMM (sog. Skelettmuskeltyp), die CKBB (Gehirntyp) und die CKMB (Herzmuskeltyp). Beim Herzmuskelzerfall finden wir eine Mischung der CKMB und der CKMM. Ein Anstieg der CKMB auf mehr als das Doppelte des Ausgangswertes läßt mit großer Wahrscheinlichkeit eine Herzmuskelbeteiligung annehmen. Diese gegenüber der Gesamt-CPK bessere Spezifität wird durch eine geringere Sensitivität belastet.

Serum-Glutamin-Oxalat-Transaminase. Sie ist ebenfalls in vielen Geweben vorhanden, besonders im Herzmuskel und in der Leber, in viel weniger ausgeprägtem Maß in der Lunge und im Skelettmuskel. Der Anstieg dieses Enzyms im Blut erfolgt im Verhältnis zur CPK etwas später, der Gipfel tritt am 2. Tag auf und die Normalisierung finden wir ebenfalls gegenüber der CPK etwas später nach 5–6 Tagen.

Laktat-Dehydrogenase. Dieses Enzym ist sehr viel weniger spezifisch, die Serumwerte steigen viel langsamer an und kehren erst am 7.–10. Tag zur Norm zurück. Es wird ebenfalls im Herzmuskel und im Skelettmuskel gefunden, aber auch in der Leber und in den roten Blutzellen (Vermeidung einer Hämolyse bei Blutentnahme).

Wertung der Enzyme in der Diagnostik. Der zeitliche Ablauf der verschiedenen Enzymerhöhungen, wie er oben beschrieben worden ist, ist in Abb. 12 zusammengefaßt dargestellt. Eine Erhöhung der Enzyme kann nur bei Zugrundegehen von Gewebe erwartet werden. Sie sind bei reversiblen Ischämien nicht erhöht. Im weiteren lassen negative Enzymverläufe oder nur leichte Erhöhung einen Infarkt pathologisch-anatomisch nicht ausschließen, sofern dieser relativ klein ist, oder dessen Entwicklung zeitlich stark verzögert war. Als pathologisch und damit diagnostisch für einen Gewebeverlust gilt ein Anstieg auf das Zweifache der Norm. Da es zur Bestimmung der verschiedenen Enzyme verschiedene Verfahren gibt und die Standardeichungen ebenfalls verschieden sind, müssen die Werte immer in Relation zu der im betreffenden Labor üblichen Norm interpretiert werden. Zusätzlich zum maximal erreichten Wert ist diagnostisch auch der Ablauf innerhalb der ersten Tage wesentlich. Normale Werte zu Beginn mit Anstieg innerhalb der ersten 24 Stunden und

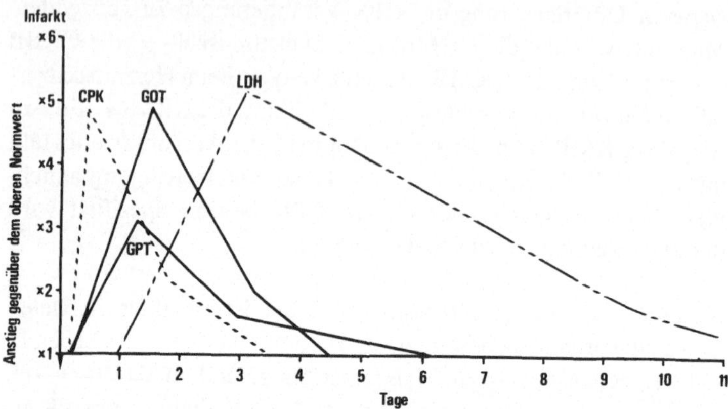

Abb. 12. Anstieg und Normalisierung der Creatinin-Phosphokinase *(CPK)*, der Serum-Glutamin-Oxalat-Transaminase *(GOT)*, der Serum-Glutamin-Pyruvat-Transaminase *(GPT)* und der Lactat-Dehydrogenase *(LDH)* nach Auftreten eines Infarktes

Normalisierung innerhalb 2–3 Tagen, lassen eine Infarktdiagnose auch bei gering erhöhten Werten viel eher als möglich erscheinen, als initial deutlich abnorme Werte, die sich unter Bettruhe normalisieren.

Die CPK und CKMB sind wegen der relativ leichten Durchführbarkeit als Notfallbestimmungen besonders geeignet. Gegenüber der SGOT bestehen bezüglich Aussagewert wenig Unterschiede; diese beiden können sich demnach gegenseitig ersetzen. Die Laktat-Dehydrogenase schließlich ist wegen der geringeren Spezifität den andern beiden unterlegen. Die einzige Ausnahme ist ein Patient, der erst einige Tage nach Auftreten der Symptomatik untersucht werden kann, wobei mit der LDH der Infarkt noch erfaßt werden kann, währenddem sich die anderen Enzyme schon wieder normalisiert haben.

Veränderungen von Myokardinfarkt-unspezifischen Parametern. Auch bei fehlendem Sekundärinfekt kommt es in der Folge eines Infarktes zu einer Erhöhung der *Leukozyten.* Dabei besteht eine Korrelation zwischen Größe des Infarktes und Leukozyten-Anstieg. Im

56

Einzelfall kann demnach ein sehr starker Leukozyten-Anstieg als prognostisch ungünstiges Kriterium gewertet werden.

Auch die *Blutsenkung* steigt als Infarktfolge an, wobei jedoch bei sehr verschiedenen Ausgangswerten eine Aussage bezüglich Infarktgröße und Verlauf nicht möglich ist.

Der *Blutzucker* steigt in der akuten Phase des Myokardinfarktes häufig abnorm stark an. Die Glukose-Toleranz kann pathologisch werden. Die Abklärung, ob es sich in diesen Fällen um einen frisch entdeckten Diabetes mellitus oder nur um eine unspezifische Begleitreaktion beim Infarkt handelt, muß auf die Zeit nach der akuten Phase verschoben werden. Das gleiche gilt für die *Blutfette,* ebenfalls ein Risikofaktor und entsprechend bei coronarer Herzkrankheit gehäuft abnorm, wobei hier die Fette in der akuten Streßsituation häufig normal sind und so eine Hyperlipidämie übersehen werden kann.

Die *Plasmakatecholamine* schließlich steigen beim akuten Infarkt stark an. Es besteht eine lockere Korrelation zur Schwere des Infarktverlaufs. Zusätzlich führt die Spitaleinweisung und die Angst vor der Diagnose und den weiteren Konsequenzen zu einem erheblichen Anstieg dieser Katecholamine auch bei Patienten, bei denen sich nachher herausstellt, daß keine ischämische Herzkrankheit vorliegt, wie eigene Untersuchungen gezeigt haben.

5.3.3 Szintigraphie

Mit Hilfe der nuklearmedizinischen Verfahren können sowohl Infarkte lokalisiert und in ihrer Ausdehnung beurteilt werden, auch ist es möglich, die globale und regionale Herzfunktion zu erfassen.

Methoden zur Erfassung der Myokardvitalität und -Perfusion. Mit dem Technetium-99m Zinkpyrophosphat, welches sich im infarzierten Myokard anreichert, können Infarktgebiete positiv erfaßt werden (hot spot). Störend dabei ist die Überlagerung von Rippen und Sternum, da auch der Knochen diese Chelate vermehrt anreichert.

Wenn auch Thallium 201 hauptsächlich bei der Diagnostik der *chronischen* coronaren Herzkrankheit in Kombination mit dem EKG und der Ergometrie bei Belastung eingesetzt wird, hat dieses Verfahren in den letzten Jahren auch Eingang auf den Herzstationen zur

Diagnose von frischen Nekrosen gefunden. Areale verminderter oder fehlender Myokardvitalität nehmen diesen radioaktiven Tracer in geringerem Maße auf (cold spot).

Untersuchungen haben gezeigt, daß bis 7 Tage nach dem akuten Ereignis 85% der Szintigraphien eine Veränderung erkennen lassen. Bei Vorderwandinfarkten ist die Trefferquote besonders hoch (95%), bei Patienten mit Unterwandinfarkten mit 70% geringer. Auch bei nicht transmuralen Infarkten wird in über der Hälfte der Fälle die verminderte Perfusion schon in der Ruheuntersuchung aufgedeckt. Dabei kann jedoch nicht gesagt werden, ob es sich um eine frische Nekrose oder alte Infarktnarben handelt, sofern nicht Kontrollbilder vorhanden sind.

Diese beschriebenen Verfahren zum Infarktnachweis sind gegenüber den klinischen und enzymatischen Untersuchungen sensitiver, sie sind jedoch wegen ihrer apparativen Aufwendigkeit und den allgemeinen Problemen der Isotopendiagnostik in ihrer Anwendung beschränkt. Sie werden deshalb wohl meistens dann gebraucht werden, wenn die üblichen Methoden zum Nachweis eines Infarktes nicht möglich sind oder Zweifel an der definitiven Diagnose offen lassen.

Radionuklid-Angiographie. Mit dieser Methode wird der Bewegungsablauf der Kammer in Systole und Diastole beurteilt. Regionale Veränderungen des Myokards, wie wir sie bei der coronaren Herzkrankheit finden, werden damit nur indirekt erfaßt. Auch hier unterscheiden wir zwischen zwei Methoden, der Erstpassage-Technik und der Äquilibrium- oder „gated blood pool"-Szintigraphie. Bei der Erstpassage-Untersuchung wird ein Bolus einer Technetium-99m markierten Substanz auf der ersten Passage durch die Herzkammern verfolgt. Durch eine hohe zeitliche Auflösung kann die typische Zickzackform der mit der Zeit variierenden Aktivität über den Kammern registriert und daraus enddiastolisches und endsystolisches Volumen und damit die Austreibungsfraktion berechnet werden. Bei der Äquilibrium-Methode wird die Aktivität, welche an Humanserumalbumin oder Erythrozyten gebunden ist, über dem Herzen in einem Gleichgewichtszustand gemessen. Mittels EKG und Computer gestützter Auswertung wird die Aktivität während vieler Herzzyklen in Relation zur Systole verarbeitet. Daraus kann

58

die Zeitaktivitätskurve bestimmt und ebenfalls die Auswurffraktion berechnet werden.

Die Bestimmung der Austreibungsfraktion ist die wesentlichste Einzelgröße in der Hämodynamik, welche die Prognose determiniert. Auch können bei Auftreten einer klinisch relevanten Herzinsuffizienz die Erfolge bzw. fehlenden Effekte therapeutischer Maßnahmen am besten und ohne zeitliche Verzögerung beurteilt werden. Darüber hinaus ist es möglich, auch eine Aussage über die regionale Kontraktilität zu machen. Neben dem normalen Verhalten können wir hypokinetische, akinetische oder ev. dyskinetische Areale erkennen. Wie weit sich dieses Verfahren bei der Diagnostik und Behandlung des akuten Myokardinfarkts trotz der apparativ und finanziell aufwendigen Methode wegen der genannten Vorteile durchsetzen wird, kann erst die Zukunft zeigen.

5.3.4 Einsatz der erwähnten diagnostischen Methoden

Es stellt sich die Frage nach der Häufigkeit, mit der die beschriebenen diagnostischen Methoden angewandt werden sollen.

Was den Schmerz anbetrifft, so sollen bei der Anamnese im Schmerzanfall vom Patienten nur die absolut wesentlichen Auskünfte verlangt werden. Nach Erholung und erfolgreicher Bekämpfung des Schmerzes muß dann versucht werden, in einer sorgfältigen Erhebung alle zur Diagnostik relevanten Daten zu erfassen. Die Erfahrung zeigt aber, daß eine häufige Wiederholung der Anamneseerhebung das Bild des ischämischen Schmerzes eher trübt, indem sich die zu verschiedenen Zeitpunkten aufgenommenen Patientenangaben zu widersprechen beginnen und der Patient versucht, *die* Antworten zu geben, die er aus der Sicht des befragenden Arztes als die richtigen zu erkennen glaubt.

Das 12-Ableitungselektrokardiogramm soll selbstverständlich beim Eintritt auf die Herzstation registriert werden. In der Folge scheint eine 24stündliche Wiederholung nützlich. Zusätzliche Registrierungen können bei unklaren Situationen unter rezidivierenden Schmerzen durchgeführt werden. Auch ist eine erneute EKG-Registrierung bei Verbreiterung des QRS-Komplexes, wie er oft im Monitor beobachtet wird, sinnvoll. Von gezielten Fragestellungen abgesehen, erscheint eine häufigere Registrierung wenig hilfreich und sollte deshalb unterlassen werden. Auch bei der Enzymdiagnostik ist der Eintrittsbefund wesentlich. Nachherige Kontrollen in 12–24stündigen Intervallen bis zur Stellung der Diagnose sind notwendig. Bei speziellen Fragestellungen können die Enzyme in 3–6stündlichen Intervallen bis zu deren Maximum bestimmt werden. Aus dem Kurvenverlauf kann dann recht gut auf die Größe des Infarktes geschlossen werden, sofern dieser nicht protrahiert abläuft.

5.4 Differentialdiagnose

Da sowohl Enzyme wie Elektrokardiogramm der klinischen Symptomatologie nachhinken und gleichzeitig Komplikationen des Infarktes früh gehäuft auftreten, ist der Differentialdiagnose des Koronarschmerzes besondere Bedeutung zuzumessen. In Tabelle 6 wird deshalb versucht, die Krankheiten, welche zu einem Thoraxschmerz führen können, aufgrund ihrer Ätiologie zu gruppieren und zu den einzelnen Krankheiten kurz das Wesentliche stichwortartig aufzuzählen.

1. Auf die unterschiedliche Symptomatik zwischen Myokardinfarktschmerz und Schmerz bei der instabilen bzw. chronischen Angina pectoris soll hier nicht mehr speziell eingegangen werden, da sie schon in den vorherigen Kapiteln ausführlich besprochen worden ist.
2. Beim Aortenvitium kommt es meist zu belastungsabhängigen Schmerzen, weshalb dieses Krankheitsbild wohl gegenüber der Angina pectoris, nicht jedoch gegenüber dem Myokardinfarkt Schwierigkeiten bietet. Im Elektrokardiogramm darf die ST-, T-Veränderung als Ausdruck eines Linksstrains nicht mit einem subendokardialen Infarkt verwechselt werden. Die klinische Untersuchung und das Röntgen-Thorax-Bild führen zur Diagnose.
3. Bei der hypertrophen (obstruktiven) Kardiomyopathie bestehen ebenfalls rezidivierende atypische Thoraxschmerzen. Im Elektrokardiogramm finden wir zusätzlich bei Verbreiterung des QRS-Komplexes Nekrosezeichen. Entsprechend der abnormen Erregungsausbreitung ist auch die Repolarisation, d.h. ST-Strecke und T-Welle, abnorm. Die Klinik jedoch gibt einen typischen Auskul-

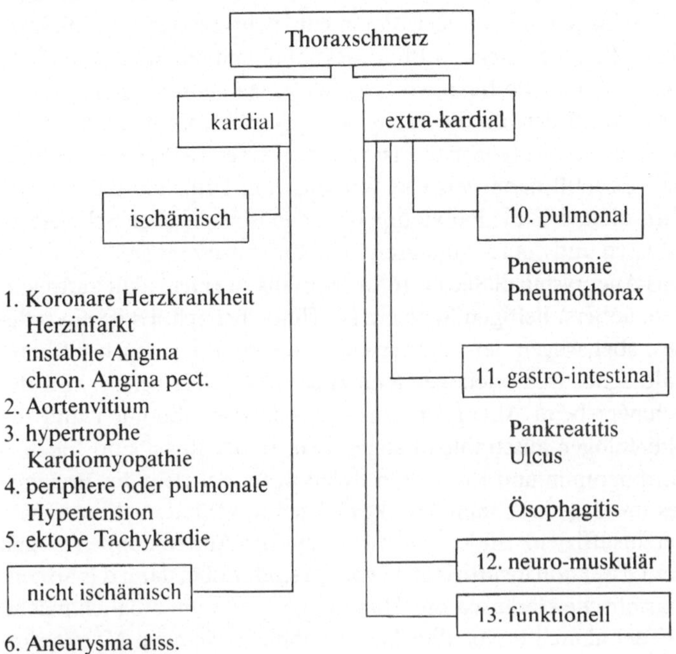

tationsbefund mit lautem, über dem ganzen Herzen hörbarem systolischem Geräusch, einem zweigipfligen Carotispuls und einem palpatorisch hyperaktiven linken Ventrikel. Die echokardiographische Untersuchung kann in diagnostisch schwierigen Situationen weiterhelfen.

4. Eine starke Druckerhöhung in einem der beiden Kreisläufe, besonders wenn diese wie bei der Lungenembolie oder bei der hypertensiven Krise plötzlich erfolgt, kann ebenfalls zu einem akuten ischämischen Schmerz führen. Hier sind es neben der Anamnese die hohen Blutdruckwerte bzw. die auskultatorischen und palpatorischen Zeichen der schweren pulmonalen Hypertension, welche auf die richtige Diagnose weisen.

5. Ektope Tachykardien können bei einer Frequenz von über 180 Schlägen/min. wegen der nicht mehr genügenden diastolischen Füllung zu einem Blutdruckabfall und damit zu einer Ischämie führen. Die Beantwortung der Frage kann gelegentlich wesentlich werden, ob die Tachykardie zu ischämischen Schmerzen oder eine akute (coronare) Ischämie zu einer Tachykardie geführt hat. Es muß dann versucht werden, vom Patienten die primäre Sensation, d.h. die Palpitation bzw. den ischämischen Schmerz zu erfassen und vom sekundären Symptom abzutrennen.

6. Das Aneurysma dissecans führt ebenfalls zu einem akut auftretenden, äußerst heftigen Schmerz im Thoraxbereich. Es ist ein seltenes, aber wegen der sehr verschiedenen Konsequenzen differentialdiagnostisch wichtiges Krankheitsbild. Nicht selten wird der Schmerz beim Aneurysma dissecans in das Abdomen und die Nierenlogen ausstrahlend angegeben. In der Regel sind Elektrokardiogramm und Enzyme in Relation zur Schwere des Ereignisses im Gegensatz zum Infarkt nur gering verändert. Eine Linksherzinsuffizienz finden wir nur, wenn die Aortenklappen wegen der Dissektion insuffizient geworden sind, wobei dann das aortendiastolische Geräusch die Abtrennung wiederum möglich macht.

7. Bei der akuten Pericarditis können ähnlich wie beim Myokardinfarkt schwere retrosternale Schmerzen auftreten, welche gelegentlich in den linken Arm ausstrahlen. In vielen Fällen ist der Schmerz gegenüber dem Infarktschmerz nicht differenzierbar und es muß aufgrund des Ablaufs der elektrokardiographischen Veränderungen und der klinischen Untersuchung die Differentialdiagnose gefunden werden. Im EKG ist bei der Pericarditis die ST- und T-Strecke diffus verändert, Veränderungen des QRS-Komplexes fehlen regelmäßig. Kann bei der Auskultation das typische dreiteilige Reibegeräusch gehört werden, so ist die Diagnose geklärt.

8. Beim Mitralklappenprolaps kommt es häufig zu Angina pectorisähnlichen Beschwerden, welche jedoch sowohl in ihrer Abhängigkeit zur Belastung wie auch in ihrer zeitlichen Dauer nicht typisch sind. Eine weitere Schwierigkeit ist, daß das Elektrokardiogramm häufig ST-, T-Veränderungen aufweist, wie wir sie beim akuten nicht transmuralen Infarkt antreffen können. Sofern nicht schon der Auskultationsbefund die zugrunde liegende Krankheit mit Si-

cherheit erkennen läßt, ist dies in den meisten Fällen mit dem
Echokardiogramm und dem Nachweis der systolischen anterioren Bewegung des Mitralklappensegels möglich.

9. Bei der Myokarditis tritt der Herzschmerz meist nicht so plötzlich
auf und ist weniger intensiv. Eine sichere Unterscheidung ist jedoch gelegentlich nicht möglich und wird eher aufgrund des elektrokardiographischen Bildes gesucht werden müssen. Dort finden
sich die ST-, T-Veränderungen diffus und können entsprechend
nicht lokalisiert werden. Die Enzyme schließlich sind deutlich erhöht und die Werte bleiben über viele Tage abnorm.

10. Die pleuritischen Schmerzen werden vom Patienten meist als
atemabhängig erkannt und sind damit differentialdiagnostisch
gut abtrennbar. Bei der Untersuchung klärt das Pleurareiben
oder der klinische, ev. radiologische Nachweis eines Pneumothorax die Diagnose.

11. Akut auftretende Schmerzen im Oberbauch können gelegentlich
nur schwer von einem Myokardinfarktschmerz abtrennbar sein.
Auch kann bei akuten subphrenischen Prozessen das Elektrokardiogramm Repolarisationsstörungen im diaphragmatischen Bereich aufweisen, was dann gelegentlich zur Fehldiagnose eines
inferioren Infarktes bei in Wirklichkeit akuter Pankreatitis oder
perforiertem Ulcus ventriculi führt. Der ösophagitische Schmerz
kann von seiner Lokalisation her häufig nicht vom ischämischen
unterschieden werden. Auch das Ausstrahlen in die Kieferwinkel ist für beide Schmerzformen typisch. Er tritt ebenfalls rezidi-
vierend auf und kann in seiner Dauer dem ischämischen
Schmerz ähnlich sein. Es muß versucht werden, anamnestisch
die Unabhängigkeit von Anstrengung und die Abhängigkeit von
der Nahrungsaufnahme und insbesondere von der Körperhal-
tung zu eruieren.

12. Wenn Schmerzen des Schultergürtels nicht längere Zeit anhalten,
dann können sie bei Ausstrahlung in beide Arme oder besonders
in den linken Arm zu differentialdiagnostischen Schwierigkeiten
führen. Dies besonders, wenn sie durch Tragen von Lasten provoziert werden. Häufig helfen neben der Diagnose die längere
Schmerzdauer und die ausgesprochene Abhängigkeit von gewissen Bewegungen unter Belastung des Schultergürtels weiter. Bei
Schmerzen in der Knorpelknochengrenze (Tietze-Syndrom) ist

die befallene Gegend druckdolent und der Schmerz ist durch Palpation auslösbar. Häufig gibt der Patient die durch den Druck auf die Thoraxwand auslösbaren Schmerzen schon anamnestisch an. In Zweifelsfällen kann die lokale Infiltration von Lidocain differentialdiagnostisch weiterhelfen.

13. In der ärztlichen Praxis sehr häufig sind Klagen über funktionelle Herzbeschwerden. Diese bieten differentialdiagnostisch hauptsächlich ein Problem in der Abgrenzung gegenüber der Angina pectoris chronica in ihrer atypischen Manifestation. Sie sind meist in ihrer Intensität nicht heftig, so daß ein akuter Infarkt differentialdiagnostisch nicht im Vordergrund steht. Da sie jedoch häufig vorkommen, bilden sie auch auf der Herzstation bei der Erhebung der Anamnese ein Problem und sollen deshalb kurz diskutiert werden. Typischerweise treten die funktionellen Beschwerden bei fehlender Ischämie auf der linken Thoraxseite auf, sie dauern meist mehrere Stunden oder manifestieren sich in Form von ganz umschriebenen, meist submamillär gelegenen Stichen, d.h. von einigen Sekunden Dauer. Eine strikte Anstrengungsabhängigkeit besteht nicht, auch wenn häufig angegeben wird, daß diese Schmerzen nach arbeitsintensivem bzw. streßintensivem Tagewerk auftreten. Die auslösende Ursache (meist belastende familiäre oder Arbeitsplatzsituation) kann gelegentlich eruiert werden, läßt sich jedoch häufig nicht mit Sicherheit bezeichnen. Eine Klärung der Diagnose und Beruhigung des Patienten ist sehr wichtig, da andernfalls die Angst vor dem drohenden Infarkt und dem möglichen Tod die Beschwerden derart zunehmen läßt, daß ein Circulus vitiosus auftreten kann. Bei unklarer Situation rechtfertigen sich deshalb auch aufwendige und invasive Maßnahmen wie z. B. die Coronarographie.

5.5 *Prognose des Myokardinfarktes*

Wenn auch im Einzelfall die Prognose des Infarktes die Behandlung nur gering beeinflußt, so ist es doch wichtig, daß wir die Prognose des Patienten grob einschätzen, weil davon die psychologische Führung sowohl des Patienten wie auch dessen Angehörigen wesentlich beeinflußt wird. Dabei können sowohl einzelne Parameter und ihre

Veränderung verfolgt, wie auch eine Summation verschiedener Faktoren zu einem prognostischen Index verwertet werden. Im Folgenden soll auf die Prognosebeurteilung auf der Herzstation eingegangen werden; für die im späteren Verlauf siehe Kapitel „Rehabilitation nach Myokardinfarkt".

5.5.1 Prognose in der Initialphase

Aus verschiedenen Arbeiten wissen wir, daß 20–40% der Patienten mit akutem Myokardinfarkt versterben, bevor ärztliche Hilfe eintrifft. Es sind dies in erster Linie Todesfälle infolge von Rhythmusstörungen, besonders dem Kammerflimmern, welches im ischämischen Gebiet auftritt. Diese Patienten zeigen auch in der postmortalen Untersuchung häufig keine sicheren Zeichen eines Infarktes, bei einer allerdings meist nachweisbaren schweren coronaren stenosierenden Atheromathose. In einer Minderheit wird der plötzliche Tod durch eine Reizleitungs- bzw. Reizbildungsstörung bedingt. Bei fehlender Überwachung kann aufgrund der Anamnese von Drittpersonen alleine die Unterscheidung nicht gemacht werden. Bei massivem Myokardinfarkt schließlich, mit Ausfall eines großen Herzmuskelteiles, kann die Pumpleistung akut nicht mehr erbracht werden und es kommt über eine elektromechanische Dissoziation zum Tod.

5.5.2 Prognostische Einzelparameter

Mit fortschreitendem Alter ist bei im übrigen vergleichbarer Infarktgröße und Infarktverlauf die Prognose ungünstiger. Das Alter spielt demnach nicht nur in der Häufigkeit der coronaren Atheromathose als Risikofaktor eine Rolle, sondern beeinflußt ebenfalls die Prognose bei etabliertem Infarkt in ungünstigem Sinne.
Wahrscheinlich wichtigster Parameter für die Verlaufsbeurteilung ist das Vorhandensein bzw. Fehlen einer Herzinsuffizienz, wobei die Schwere der Herzinsuffizienz zusätzlich berücksichtigt werden muß (s. Kapitel „Herzinsuffizienz"). Dabei kann diese bei klinischer Untersuchung in verschiedene Schweregrade eingeteilt werden, oder die Herzfunktionsstörung wie im vorigen Kapitel erwähnt, szintigraphisch als Austreibungsfraktion quantifiziert werden. Der Herzinsuffizienz kommt insofern eine besondere Bedeutung zu, als daß die-

se auch die Wahrscheinlichkeit von persistierenden ventrikulären Rhythmusstörungen, welche ihrerseits zum Tode führen können, erhöht.

Nachdem vor einigen Jahren dem Auftreten von Kammerflimmern und Kammertachykardien während der akuten Phase des Myokardinfarktes eine wesentliche prognostische Bedeutung zugemessen wurde, ist man heute mehrheitlich der Ansicht, daß diese Rhythmusstörungen in der perakuten Phase (innerhalb der ersten 12–24 Stunden) eine nur beschränkte prognostische Bedeutung haben. Je länger das Intervall zwischen Infarktbeginn und Rhythmusstörung ist, desto wesentlicher wird jedoch die Prognose beeinflußt. Dies gilt sowohl für die unmittelbar bedrohlichen Arrhythmien wie auch für die ventrikulären Extrasystolen.

Die Größe des Infarktes, beurteilt z. B. an der maximalen Enzymerhöhung oder im Szintigramm, spielt sowohl bezüglich Letalität wie der Anstrengungstoleranz nach durchgemachtem Infarkt eine Rolle. Persistierende Ischämien in anderen Ventrikelregionen erhöhen die Wahrscheinlichkeit auf ein frühes Rezidiv und beeinflussen damit die Prognose. Die Korrelation der im Belastungs-EKG nach Infarkt erhobenen Veränderungen und der Prognose, hängen dabei von den diagnostischen Kriterien ab und werden daher bezüglich der Wertigkeit als prognostischer Parameter unterschiedlich beurteilt.

Schließlich ist die Coronarographie mit der Darstellung der arteriosklerotischen stenosierenden Veränderungen selbst ein wichtiger prognostischer Parameter. Es besteht ein wesentlicher Unterschied in der Überlebensrate zwischen 1-, 2- und 3-Asterkrankungen. Diese Erkenntnis hat auch zu therapeutischen Konsequenzen geführt.

Für die gesamte Infarktpopulation gilt nach Beginn der Behandlung eine ungefähre Spitalletalität von 15–20%, sie beträgt für die ersten 6 Monate nach Infarkt weitere 5–10% und beginnt sich dann abzuflachen, mit einer weiteren Jahresletalität von 3–5%.

5.5.3 Prognostische Indices

Im Bestreben, die verschiedenen Faktoren, welche die Prognose beeinflussen, zusammenzufassen, wurden prognostische Indices geschaffen. Diese beschränken sich auf die Zusammenfassung der für die Beurteilung der Herzinsuffizienz wesentlichen Daten oder sind ein Versuch, sämtliche in der Akutphase zur Verfügung stehenden Angaben zu berücksichtigen.

Nach Bleifeld ist bei einem enddiastolischen Kammerdruck von 21 mmHg oder mehr die Aussage, daß der Patient nicht überlebt, in 70% korrekt. Diese Aussage kann verbessert werden, wenn ein Index aus systolischem Druck minus enddiastolischem Druck multipliziert mit dem Herzindex und dividiert durch das Produkt von enddiastolischem Druck und arterio-venöser Sauerstoffdifferenz berechnet wird. Liegt bei einem Patienten dieser Index unter 0,3, so ist die Wahrscheinlichkeit, daß er den akuten Infarkt nicht überlebt, in 84% der Fälle zutreffend.

Beim prognostischen Index von Norris werden 6 Faktoren, welche beim Eintritt des Patienten auf die Herzstation erhoben werden können, berücksichtigt. Wie die Tabelle 7 zeigt, handelt es sich dabei um das Alter, die Infarktgröße bzw. Lokalisation, den systolischen Blutdruck nach Eintritt, die Herzgröße, die Lungenstauung und die anamnestische Angabe über schon vorher durchgemachte koronare Ischämien. Nach dieser Einteilung konnte bei über 700 Patienten in der Originalarbeit eine über 6 Gruppen steigende Letalität von 3 bis zu 78% vorausgesagt werden. Auch in unserer eigenen Arbeit über mehr als 1 000 Patienten bestand eine Korrelation zwischen dem Index und der Spitalprognose.

Trotz dieser eindeutigen Resultate bleiben diese Indices problematisch, abgesehen von der psychologischen Führung, da unbeeinflußbare Faktoren wie Alter und Anamnese mit beeinflußbaren Faktoren wie der Herzinsuffizienz oder der persistierenden Ischämie vermischt werden. Es scheint uns deshalb sinnvoller, einzelne veränderbare prognostisch wichtige Parameter zu beurteilen und damit gleichzeitig die Notwendigkeit einer ev. möglichen Behandlung aufzuzeigen.

Tabelle 7. Tabelle zur Berechnung des prognostischen Index nach Norris. Um den Gesamt-Score zu berechnen, müssen die X-Werte mit dem Y-Wert multipliziert werden. Die Ergebnisse der einzelnen Abschnitte werden dann addiert

		X	Y
Alter	< 50	0,2	
	50–59	0,4	
	60–69	0,6	3,9
	70–79	0,8	
	80–89	1,0	
Infarkt-EKG:	kompl. Linksschenkelblock	1,0	
	transmural anterior	1,0	
	transmural posterior	0,7	2,8
	nicht transmural	0,3	
Syst. Blutdruck	< 55 mmHg	1,0	
	55– 64	0,7	
	65– 74	0,6	
	75– 84	0,5	
	85– 94	0,4	10,0
	95–104	0,3	
	105–114	0,2	
	115–124	0,1	
	> 125	0	
Herzgröße	normal	0	
	fragl. vergrößert	0,5	1,5
	vergrößert	1,0	
Lungenfelder	normal	0	
	venöse Kongestion	0,3	
	interstitielles Ödem	0,6	3,3
	alveoläres Ödem	1,0	
Anamnese	negativ	0	
	Angina oder Infarkt	1,0	0,4

Gesamtpunktezahl	< 4	4–5	6–7	8–9	10–11	12
Letalität	3%	8%	22%	40%	65%	78%

Praktische Gesichtspunkte

Diagnose des Myokardinfarktes

1. Erhebung der Kurzanamnese: Auftreten, Lokalisation und Dauer des Schmerzes, vorbestehende Angina pectoris.
2. EKG bei Eintritt: Intervall zwischen Schmerzbeginn und Hospitalisation berücksichtigen. Beurteilung von Repolarisationsstörungen und Nekrosezeichen über dem betroffenen Myokardabschnitt. Wiederholung des Elektrokardiogramms alle 24 Stunden bis zur Sicherung der Diagnose, zusätzlich bei Auftreten neuer intraventrikulärer Reizleitungsstörungen oder Hinweisen für erneute Infarzierung.
3. Repetitive Bestimmung der Kreatinphosphokinase bzw. CKMB über die ersten 3 Tage, weniger wichtig auch der SGOT: bei Anstieg über das Doppelte der Norm und typischem Enzymablauf ist die Infarktdiagnose gesichert. Die Laktatdehydrogenase wird nur bei subakutem Infarkt bestimmt (längere Halbwertszeit).
4. Beurteilung der Myokardvitalität mittels Myokardszintigraphie: Einsatz der Thallium-201 (cold spot) oder Technetium-99m Zinkpyrophosphat (hot spot)-Szintigraphie in Zweifelsfällen.

Verlauf und Prognose

Letalität zwischen Infarktbeginn und Beginn der ärztlichen Behandlung: 30%,
Spitalletalität: 15–20%,
Jahresletalität nach Ablauf eines halben Jahres: 4–5%.
Die wichtigsten Einzelparameter, welche die Prognose beeinflussen sind:
- Ventrikelpumpfunktion,
- das Vorhandensein zusätzlicher Ischämien und Schweregrad der koronaren Herzkrankheit,
- das Alter,
- Rhythmusstörungen,
- das Fortbestehen von Risikofaktoren für die koronare Herzkrankheit.

Literatur

1. Burkart, F., Heierli, B., Renggli, I., et al.: Myokardinfarkt im Stadtspital. Schweiz. med. Wschr., Suppl. 6, 1979
2. Kaindl, F., Pachinger, O., Probst, T.: Die ersten 24 Stunden des Herzinfarkts. Baden-Baden-Köln-New York: Witzstrock 1977
3. Karliner, J. S., Gregoratos, G.: Coronary care. New York-Edinburgh-London-Melbourne: Livingstone 1981
4. Klinge, R.: Das Elektrokardiogramm. Stuttgart: Thieme 1978
5. Norris, R. M., Brandt, P. W. T., Caughey, D. E., et al.: A new coronary prognostic index. Lancet I, 274 (1969)
6. Pfisterer, M. E.: Nuklearmedizinische Herzdiagnostik. Berlin-Heidelberg-New York: Springer 1982
7. Rieker, G. et al.: Myokardinfarkt. Der Internist 21, 633–690 (1980)

6 Therapie der tachykarden Rhythmusstörungen bei Myokardinfarkt

F. Follath

6.1 Häufigkeit und Bedeutung

Die tachykarden Rhythmusstörungen gehören zu den häufigsten Komplikationen bei Patienten mit akutem Myokardinfarkt. Durch eine kontinuierliche EKG-Überwachung lassen sich in 80–100% der Fälle ventrikuläre Extrasystolen nachweisen, wobei auch die potentiell gefährlichen Arrhythmien, wie multifokale und repetitive ventrikuläre Extrasystolen (VES), in 60–80% der Fälle vorkommen. Neben den ventrikulären Extrasystolen treten in 20–25% der Fälle supraventrikuläre Tachykardien auf. Die elektrische Instabilität ist vor allem während der ersten 24–48 Stunden nach Beginn der ischämischen Symptome vorhanden, weshalb in dieser Phase eine ständige Beobachtung des EKGs erforderlich ist. Die prompte Behandlung der kardialen Rhythmusstörungen beim akuten Myokardinfarkt ist nach unserer Ansicht aus folgenden Gründen indiziert:

1. Repetitive, multifokale oder früh einfallende ventrikuläre Extrasystolen können die Vorboten eines Kammerflimmerns sein. Obwohl die Bedeutung und die Spezifität dieser sogenannten „warnenden Arrhythmien" in verschiedenen neueren Publikationen in Frage gestellt wurde, werden Antiarrhythmika bei ventrikulären Rhythmusstörungen auf den meisten Herzstationen weiterhin routinemäßig angewandt. Selbstverständlich kann ein Kammerflimmern auch ohne vorangehende ventrikuläre Extrasystolen auftreten und andererseits erhalten viele Patienten eine Therapie, bei denen diese lebensbedrohliche Komplikation nicht auftreten würde. Da wir jedoch zur Zeit keine Möglichkeit haben, die Gefahr des Kammerflimmerns im Einzelfall vorauszusagen, bleiben

3 Möglichkeiten: antiarrhythmische Prophylaxe bei allen, Therapie nur der symptomatischen Rhythmusstörungen oder Unterdrückung des komplexen VES als Warnarrhythmien, was wir vorziehen. Auch die Therapiedauer ist kontrovers. Für die Behandlung der asymptomatischen Rhythmusstörungen nach der Akutphase siehe „Sekundäre Prophylaxe" im Kapitel „Rehabilitation nach akutem Myokardinfarkt".

2. Längere supraventrikuläre oder ventrikuläre Tachykardien, gelegentlich auch gehäufte VES, können eine hämodynamische Verschlechterung mit Verminderung des Herzminutenvolumens, Blutdruckabfall und Reduktion der Koronarperfusion auslösen. Dies könnte zu einer weiteren Ausdehnung der ischämischen Randzone im Infarktgebiet führen. Dieser hämodynamische Aspekt wird bei der Argumentation über Sinn und Unsinn der antiarrhythmischen Behandlung selten diskutiert, da mit den heutigen klinisch anwendbaren Methoden die eventuellen Änderungen der Infarktausdehnung schlecht dokumentierbar sind und deshalb keine eindeutigen Untersuchungsergebnisse vorliegen.

6.2 Entstehungsmechanismus der Rhythmusstörungen

Die Art der elektrophysiologischen Störung kann beim einzelnen Patienten in der akuten Infarktphase meist nicht identifiziert werden. Intrakardiale EKG-Ableitungen und programmierte elektrische Stimulation sind erst bei der Abklärung chronischer Rhythmusstörungen anwendbar. Unsere Kenntnisse über die Entstehung der ischämisch bedingten Rhythmusstörungen beruhen deshalb vorwiegend auf tierexperimentellen Beobachtungen. Es werden zwei mögliche Mechanismen unterschieden:

1. Das sogenannte „Re-entry-Phänomen", bei dem infolge einer inhomogenen Reizausbreitung eine retrograd laufende Erregungswelle gewisse Myokardabschnitte wiederholt frühzeitig aktiviert (Abb. 13). Eine verlangsamte Reizleitung, unidirektionale Blockierungen und wechselnde Refraktärperioden lassen sich in der Infarktzone durch Mikroelektroden direkt nachweisen. Begünstigt werden diese Veränderungen durch eine lokale Kaliumansamm-

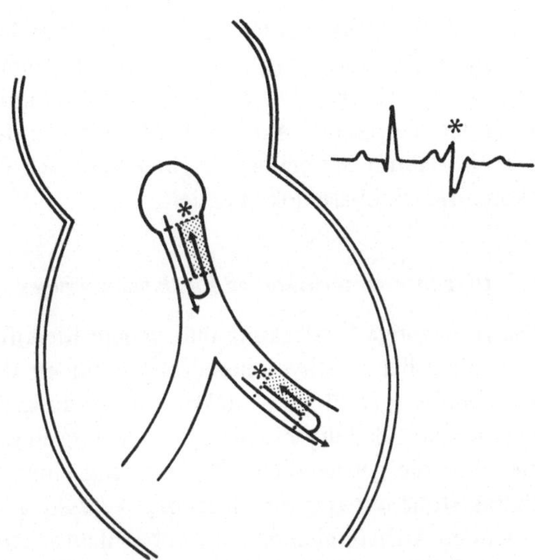

Abb. 13. Re-entry Phänomen als Entstehungsmechanismus für Rhythmusstörungen: Die verzögerte (retrograde Reizleitung im punktierten Gebiet ermöglicht den Wiedereintritt der Erregung in bereits repolarisiertes Myokardgewebe. Dadurch kann es zur vorzeitigen Erregung der Kammern kommen: ventrikuläre Extrasystole

lung, Azidose, Katecholamine und nicht näher identifizierte toxische Stoffwechselprodukte.

2. Eine gesteigerte ektopische Aktivität mit abnormen sekundären Reizbildungszentren ist eine weitere mögliche Folge der Myokardischämie. Es scheint, daß Stellen mit erhöhter Automatizität meist in den subendokardial liegenden Verzweigungen der Purkinje-Faser lokalisiert sind, die trotz Infarzierung des umgebenden Myokardes ihre Aktivität behalten können. Die Erregbarkeit dieser ektopischen Reizbildungszentren wird durch zirkulierende Katecholamine erhöht.

Die diskutierten pathophysiologischen Mechanismen spielen bei der Behandlung der ischämischen Rhythmusstörungen eine bedeutende Rolle. Antiarrhythmika können die Inhomogenität der Reizausbreitung vermindern, gelegentlich aber auch verstärken. So ist es erklärbar, daß die Rhythmusstörungen in einzelnen Fällen unter der Behandlung eher zunehmen (z. B. „torsade de pointes" unter Chinidin oder Disopyramide). Die Rolle der Katecholamine bei der Verstärkung der ektopischen Aktivität wird durch die deutliche Reduktion der VES-Häufigkeit bei der Verabreichung von Betablockern in der akuten Infarktphase dokumentiert.

6.3 Diagnose der tachykarden Rhythmusstörungen

Die rechtzeitige Entdeckung und sichere Identifizierung der potentiell gefährlichen Rhythmusstörungen bilden die grundsätzlichen Voraussetzungen für eine effektive Behandlung. Es ist mehrfach gezeigt worden, daß die visuelle Überwachung eines Monitorbildschirmes und die gelegentliche Registrierung eines EKG-Streifens bei Extrasystolie nur eine unvollständige Erfassung der tatsächlich auftretenden Arrhythmien erlaubt, wobei nicht selten auch die komplexen VES-Formen verpaßt werden. Die Einführung der vollautomatisierten, rechnergestützten Überwachungssysteme brachte deshalb einen eindeutigen Fortschritt. Obwohl die heutige Technologie noch nicht perfekt ist, ermöglichen die meisten Geräte bereits jetzt nicht nur eine vollständigere Arrhythmiedokumentation, sondern auch eine verbesserte Diagnostik, da jeweils auch die automatisch registrierten Anfangs- und Endphasen der Tachykardie zur Verfügung stehen.

Beim Auftreten einer Rhythmusstörung muß als erstes die Frage beantwortet werden: *Ventrikulär oder supraventrikulär?* Die gezielte Suche nach den wichtigsten differentialdiagnostischen Kriterien sollte diese Unterscheidung in den meisten Fällen erlauben (Tabelle 8).

Diagnostische Schwierigkeiten können vor allem bei der Unterscheidung zwischen ventrikulären Tachykardien und supraventrikulären Tachykardien mit aberrierender Reizleitung auftreten. Dissoziierte P-Wellen, Fusionsschläge und einzelne normale QRS-Komplexe nach rechtzeitig einfallenden P-Wellen (sog. „capture beats") sind, wenn identifizierbar, entscheidende differentialdiagnostische Hinweise (Tabelle 9).

Ein typisches Beispiel einer ventrikulären Tachykardie mit Fusionsschlägen und capture beats ist in Abb. 14 dargestellt.

Tabelle 8. Kriterien zur Unterscheidung von ventrikulären und supraventrikulären Extrasystolen

Ventrikuläre ES	Supraventrikuläre ES
Fehlende oder dissoziierte P-Wellen	Abnorme P-Wellen
Fixes Kopplungsintervall (R – R')	Fixes Kopplungsintervall (P – P')
Verbreiterte, oft bizarre QRS-Komplexe	QRS-Komplex schmal (außer bei intraventrikulärer Reizleitungsstörung)
Sekundäre ST-, T-Veränderungen	ST, T in der Regel unverändert
Kompensatorische Pause meist komplett	Kompensatorische Pause inkomplett

Tabelle 9. Kriterien zur Unterscheidung von ventrikulären und supraventrikulären Tachykardien

Ventrikuläre Tachykardie	Supraventrikuläre Tachykardie mit aberrierender Reizleitung
P-Wellen dissoziiert oder retrograde P (beachte Beginn der VT)	Beginn mit abnormer P'-Welle
QRS-Komplexe meist wie bei vorangehenden VES	Fixe Beziehung zwischen P' und QRS
Fusionsschläge (Mischung zwischen normalen QRS und VES)	QRS oft in Form eines Rechtsschenkelblocks (rSR' oder rsr' in V_1)
Einzelne Normalschlage (capture beats)	Gelegentlich progressive QRS-Verbreiterung

Eine sichere Differenzierung zwischen ventrikulären und supraventrikulären Tachykardien ist nicht immer möglich, vor allem, wenn nur eine EKG-Ableitung und nicht ein 12-Ableitungs-EKG zur Verfügung stehen. In solchen Fällen kann die Registrierung der Vorhofaktivität und der HIS-Bündel-Potentiale mit Hilfe einer intrakardialen Elektrode versucht werden. Eine invasive Diagnostik ist allerdings nur dann indiziert, wenn die Rhythmusstörung durch elektrische Kardioversion und Medikamente nicht beherrschbar ist. Der

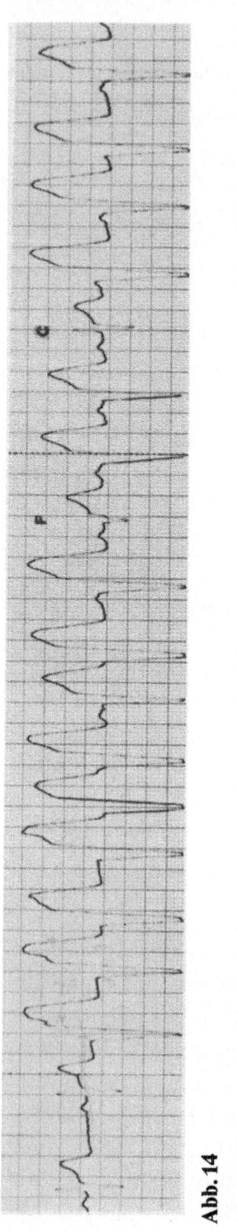

Abb. 14

Abb. 15

Karotisdruck sollte als einfache Maßnahme am Krankenbett nicht vergessen werden, denn eine vorübergehende Verlangsamung der AV-Überleitung genügt oft, um eine supraventrikuläre Rhythmusstörung anzuzeigen.

Eine besondere Form der ventrikulären Tachykardie, die sog. „torsade de pointes" sollte wegen der wichtigen therapeutischen Konsequenzen bekannt sein. Diese polymorphe ventrikuläre Rhythmusstörung ist durch periodische Änderungen der QRS-Achse und durch spontan endende Tachykardieepisoden charakterisiert (Abb. 15). Während den normalen Reizleitungsphasen ist meist eine deutliche QT-Verlängerung vorhanden. Solche ventrikulären Tachykardien können durch Antiarrhythmika begünstigt, bzw. ausgelöst werden, weshalb die Diagnose entscheidend ist. Eine weitere Gabe von Antiarrhythmika, welche die zugrunde liegende Inhomogenität der Reizausbreitung verstärkt, würde sich katastrophal auswirken.

Für die systematische Einteilung der ventrikulären Rhythmusstörungen hat sich die Klassifikation nach Lown weitgehend durchgesetzt und wird auch bei der Entscheidung über die Behandlungsindikation benützt (Abb. 16). Mehrere epidemiologische Studien ergaben, daß die polytopen und besonders die persistierenden, repetitiven VES-Formen prognostisch ungünstig sind, während bei unifokalen VES meist keine Therapie erforderlich ist.

6.4 Allgemeine Therapieprinzipien

Zur Behandlung von Herzrhythmusstörungen stehen heute mehrere wirksame Medikamente zur Verfügung. Um die Therapie zu vereinfachen und einen prompten Einsatz der Antiarrhythmika zu ermög-

Abb. 14. Beispiel einer ventrikulären Tachykardie mit einem Fusionsschlag *(F)* und einem normal geleiteten Sinusschlag, einem sog. capture beat *(C)*

Abb. 15. Ventrikuläre Tachykardie en torsade de pointes. Ihr Auftreten ist häufig durch die vorgängige Gabe von Antiarrhythmika induziert, weitere medikamentöse antiarrhythmische Therapie ist wegen der Gefahr von Kammerflimmern kontraindiziert. Durch einen ventrikulären Schrittmacher eingestellt auf eine rasche Frequenz, können weitere Tachykardie-Episoden verhindert werden

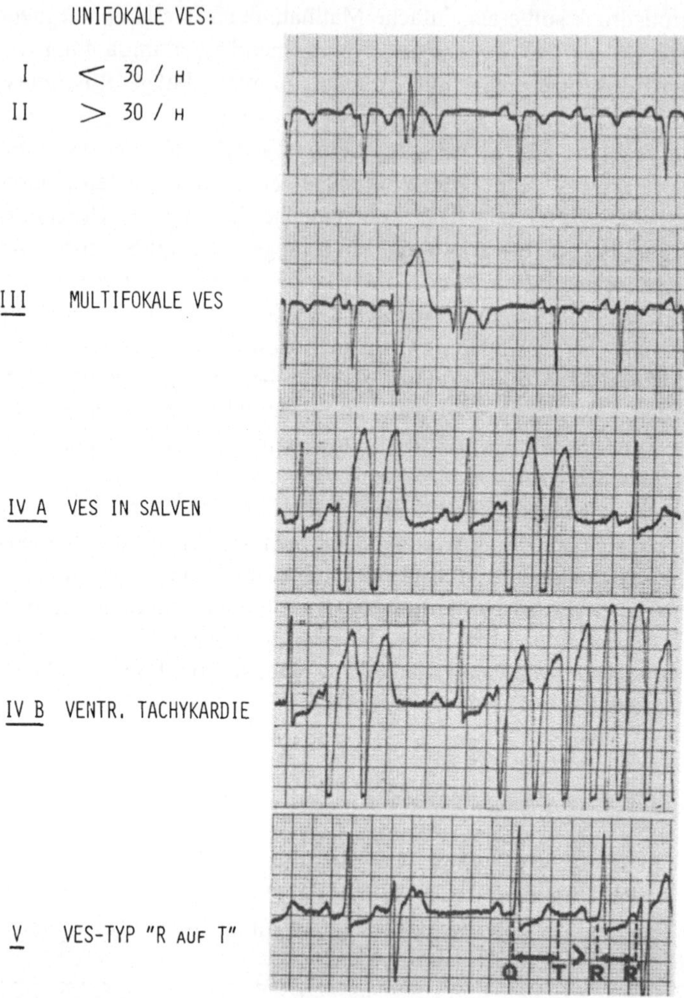

Abb. 16. Einteilung der ventrikulären Rhythmusstörungen nach der Klassifikation von Lown. Die Klassen III–V gehen mit einem erhöhten Risiko von Kammerflimmern einher

lichen, werden auf den meisten Herzüberwachungsstationen standardisierte Behandlungsrichtlinien festgelegt, die teilweise auch durch speziell ausgebildete Krankenschwestern eingeleitet werden dürfen. Die Beschränkung der Medikamentenliste auf wenige bewährte Präparate und die Anwendung bestimmter Dosierungsschemata ist wegen häufigem Wechsel des diensthabenden Personals sicherlich notwendig, zudem kann der Therapieerfolg nur so periodisch evaluiert und mit den publizierten Ergebnissen anderer Gruppen verglichen werden. Man sollte aber dabei nicht vergessen, daß eine allzu große Vereinheitlichung der therapeutischen Maßnahmen mit folgenden grundsätzlichen Problemen verbunden ist:

1. Die Wirksamkeit eines Antiarrhythmikums ist im Einzelfall nicht voraussehbar. Obwohl das Lidocain oder das Procainamid in der Regel die akuten ventrikulären Rhythmusstörungen sofort eliminieren, bleiben sie bei gewissen Patienten trotz ausreichender Dosierung ineffektiv. Beim Versagen der Standardtherapie ist deshalb eine individuelle Selektion des geeigneten Antiarrhythmikums erforderlich.

2. Eine weitere Schwierigkeit entsteht durch die interindividuelle Variabilität der Medikamentenelimination, die dazu führt, daß bei standardisierter Dosierung in gewissen Fällen die erforderlichen wirksamen Blutspiegel nicht erreicht werden oder im Gegenteil eine toxische Arzneimittelkumulation auftritt. Besonders bei Patienten mit Herz-, Nieren- oder Leberinsuffizienz ist eine sorgfältige Dosisanpassung notwendig. So ist die Lidocaindosis bei herzinsuffizienten Patienten entsprechend zu reduzieren, da die Metabolisierungsrate wegen der verminderten Leberdurchblutung eindeutig abnimmt und die Eliminationshalbwertszeit statt zwei 5–8 Stunden beträgt. Bei Niereninsuffizienz ist hingegen eine Eliminationsstörung des Procainamids und des Disopyramids zu erwarten, denn diese Medikamente werden teilweise renal unverändert ausgeschieden. Auch bei Leberzirrhose sind mehr oder weniger deutliche pharmakokinetische Veränderungen vorhanden, wobei es in solchen Fällen unmöglich ist, die erforderliche Dosismodifikation aufgrund der üblichen Leberfunktionsteste zu bestimmen.

3. Die praktische Anwendung der meisten Antiarrhythmika ist durch ihre geringe therapeutische Breite eingeschränkt. Eine an sich

wirksame Behandlung muß nicht selten wegen zentralnervösen oder gastrointestinalen Nebenwirkungen abgesetzt werden. Um einen ausreichenden antiarrhythmischen Effekt zu erzielen und das Risiko der Toxizität zu vermindern, wäre die Dosierung dieser Medikamente so anzupassen, daß die Serumkonzentrationswerte in einem bestimmten optimalen Bereich liegen. Die entsprechenden *therapeutischen Grenzen* sind wie folgt:

- Lidocain   2– 5 mg/l,
- Chinidin   2– 6 mg/l,
- Procainamid   6–12 mg/l,
- Disopyramid   2– 5 mg/l,
- Mexiletin   0,8– 2 mg/l.

Neuerdings stehen einfache, rasch durchführbare Methoden zur Bestimmung der Serumkonzentrationen dieser Medikamente zur Verfügung (z. B. Enzym-Immunoassay, EMIT), welche die Möglichkeit einer optimalen Dosisanpassung wesentlich verbessern. Die entsprechenden Meßwerte sind innert weniger Minuten erhältlich und können daher auch in akuten Situationen angewandt werden.

6.5 Praktisches Vorgehen bei den einzelnen tachykarden Rhythmusstörungen

Die nachfolgenden therapeutischen Empfehlungen basieren auf Richtlinien der Herzstation im Kantonsspital Basel. Einzelne Arrhythmieformen wären sicherlich auch mit anderen Medikamenten behandelbar; unsere Selektion erfolgte aufgrund publizierter Studien und eigener Erfahrungen. Das Lidocain wird in Anbetracht seiner geringen Wirkung auf Reizleitung und Hämodynamik weiterhin als Medikament der ersten Wahl zur Behandlung von ventrikulären Rhythmusstörungen bevorzugt.

Vor der Antiarrhythmikagabe darf nicht vergessen werden, das Serumkalium, die Sauerstoffspannung, den pH-Wert und die Lage eines eventuellen Zentralvenenkatheters zu kontrollieren, da diese Faktoren allein für die Auslösung einer Rhythmusstörung verantwortlich sein können.

6.5.1 Extrasystolen

Supraventrikuläre Extrasystolie

- Vereinzelt: keine Therapie,
- persistierende Bigeminie, wiederholte Salven: Chinidin sulphat 400–600 mg p. o. initial;
  wenn Erfolg nach 3–4 Std., Beginn einer Erhaltungstherapie mit Chinidin bisulphat retard (Kinidin duriles) 2–3 × 500 mg/die p. o. Alternative: Verapamil (Isoptin) 3 × 80–120 mg/die p. o.

Ventrikuläre Extrasystolie

Sofern „R auf T", Salven (2–5 Schläge), sehr häufige multiforme oder persistierende Bigeminie.

Lidocain nach folgendem Schema:

	Keine Herzinsuffizienz	Eindeutige Herzinsuffizienz
- Bolus i. v. (über 2–3 min)	100 mg	100 mg
dann: Infusion	2 mg/min	1 mg/min
nach 10 min: Bolus i. v.	50 mg	–
- Wenn neue VES innerhalb der *ersten 2 Std.:*		
Bolus i. v.	50 mg	25 mg
Infusion weiter	2 mg/min	1 mg/min
wenn nötig: 1 × wiederholen: Bolus i. v.	50 mg	25 mg

- Wenn erfolglos: Pronestyl (s. u.)

	Keine Herzinsuffizienz	Eindeutige Herzinsuffizienz
- Wenn neue VES *nach 2 Std.*		
Bolus i. v.	50 mg	25 mg
Dann: Infusion	3 mg/min	2 mg/min
Wenn nötig: 1 × wiederholen		
Bolus i. v.	50 mg	25 mg
Dann: Infusion	4 mg/min	3 mg/min

- Wenn nach 2 Std. erfolglos: Procainamid (s. u.)

In den ersten zwei Stunden nach Therapiebeginn ist eine fraktionierte Sättigungsdosis erforderlich, da während dieser Zeit wegen der raschen Medikamentenverteilung die optimalen Konzentrationen oft nicht erreicht werden. Eine frühzeitige Erhöhung der Infusionsgeschwindigkeit ist nicht sinnvoll, da ein Gleichgewichtszustand erst nach mehreren Stunden erreicht wird und die volle Wirkung einer bestimmten Dosis erst zu diesem Zeitpunkt beurteilbar ist.

Bei Unwirksamkeit des Lidocains Verabreichung von *Procainamid* (Pronestyl) nach folgendem Schema:

- 100 mg Procainamid (Pronestyl) i.v. (als Bolus) alle 2 min bis Erfolg oder bis max. 1,0 g.
- Wenn Erfolg: 2–4 mg/min Procainamid-Infusion.
- Wenn während Procainamid-Infusion erneut behandlungsbedürftige ventrikuläre Extrasystolen und 1,0 g Procainamid (als Bolus) noch nicht verbraucht: restliches Procainamid als Bolus zu 100 mg.
- Wenn Mißerfolg: individualisierte Wahl des Antiarrhythmikums (Mexiletin [Mexitil], Disopyramid [Norpace, Rythmodan], Ajmalin [Gilurytmal] oder Amiodarone [Cordarone i.v.]).

6.5.2 Prolongierte Kammertachykardie

- Lidocain intravenös 100–150 mg i.v. als Bolus, wenn Erfolg, Infusion wie unter 6.5.1.
- Wenn Lidocain unwirksam: Elektrische Kardioversion (nicht synchronisiert) unter Kurznarkose (Methohexital [Brietal] 1 mg/kg).
- Wenn Mißerfolg: Bretylium 1 mg/kg i.v., dann erneuter elektrischer Kardioversions-Versuch.

Nach Wiederherstellung eines Sinusrhythmus antiarrhythmische Therapie mit Lidocain, bzw. Procainamid.

6.5.3 Kammerflimmern

- Defibrillation (400 Ws). Dann Korrektur der Azidose: mit 50 ml Natrium bic. 8,4%.
- Wenn erfolglos: 100 mg Lidocain zentralvenös oder intrakardial, Herzmassage, Beatmung und erneute Defibrillation.
- Wenn erfolglos: Bretylium 5 mg/kg zentralvenös und erneute Defibrillation.

Nach erfolgreicher Defibrillation Beginn einer antiarrhythmischen Therapie mit Lidocain oder Procainamid.

Therapiedauer bei ventrikulären Rhythmusstörungen mit Lidocain oder Pronestyl in der Regel 24 Std., danach Absetzversuch. Bei persistierenden komplexen VES oder nach Kammerflimmern Beginn einer peroralen antiarrhythmischen Therapie mit einem der folgenden Antiarrhythmika: Chinidin, Mexiletin, Disopyramid oder eventuell Prajmalin, bzw. Amiodarone (zur initialen Behandlung allein meist ungeeignet, da Wirkungseintritt erst nach mehreren Tagen).

6.5.4 Supraventrikuläre Tachykardien

Vorhoftachykardie oder AV-Tachykardie

- Karotis-Sinusmassage.
- Verapamil (Isoptin) 5–10 mg langsam i.v. (Kontraindikation: Vorbestehende AV-Überleitungsstörungen, schwere Herzinsuffizienz, Therapie mit Betablocker).
- Wenn erfolglos: elektrische Kardioversion.

Nach Wiederherstellung des Sinusrhythmus antiarrhythmische Prophylaxe mit Chinidin (Dosierung wie unter 6.5.1.) oder Verapamil p. o.

Akutes Vorhofflimmern oder Vorhofflattern

- Bei klinischen Symptomen, wie Dyspnoe, Brustschmerz oder arterieller Hypotension, elektrische Kardioversion; wenn erfolglos: Verapamil 5–10 mg i.v. und Wiederholung der Kardioversion.
- Rasche Digitalisierung (Digoxin 0,5 mg i.v. initial, dann je 0,25 mg i.v. nach 1 Std. und nach 2–3 Std.).
- Bei gut toleriertem Vorhofflimmern oder Vorhofflattern perorale medikamentöse Therapie mit Chinidin (bei Flattern gleichzeitige Digitalisierung).

Alternative: Verapamil 80–120 mg alle 8 Std. p. o.

Literatur

1. Burkart, F.: Der Myokardinfarkt im Stadtspital, Bericht über 1087 Fälle. Die Rhythmusstörungen. Schweiz. med. Wschr. 107 (Suppl. 6), 10–18 (1977)
2. Hjalmarson, A., Herlitz, J., Malek, I., Ryden, L., Vendin, A., Waldenström, A., Wedel, H., Elmfeldt, D., Holmberg, S., Nyberg, G., Swedberg, K., Waagstein F., Waldenström, J., Wilhelmsen, L., Wilhelmsson, C.: Effect on mortality of metoprolol in acute myocardial infarction. Lancet II, 823–827 (1981)
3. Moos, A. J., Davis, H. T., DeCamilla, J., Bayer, L. W.: Ventricular ectopic beats and their relation to sudden and nonsudden cardiac death after myocardial infarction. Circulation 60, 998–1003 (1979)
4. Romhilt, D. W., Bloomfield, S. S., Chiou, T.: Unreliability of conventional cardiographic monitoring for arrhythmic detection in coronary case units. Am. J. Cardiology 31, 457–461 (1973)
5. Ruberman, W., Weinblatt, E., Goldberg, J. D., Frank, C. W., Shapiro, S.: Ventricular premature beats and mortality after myocardial infarction. N. Engl. J. Med. 297, 750–757 (1977)
6. Wit, S. L.: Cellular electrophysiological mechanisms for re-entry in the distal Purkinje system after ischemia or infarction. In: Re-entrant arrhythmias, H. Kulbertus, ed. Lancaster G. B.: MTP Press Ltd. 1977

7 Bradykarde Rhythmusstörungen bei Myokardinfarkt

F. Burkart

Durch die akute Durchblutungsstörung einzelner Myokardteile werden nicht nur die kontraktilen Elemente in ihrer Funktion gestört und Voraussetzungen für tachykarde Rhythmusstörungen wegen Parasystolie oder Re-entry Mechanismen geschaffen, sondern auch die Reizbildung und die Reizleitung kann vorübergehend oder permanent ausfallen. Dabei steht ganz zu Beginn der Myokardinfarkt-Symptomatik die Sinusbradykardie zahlenmäßig im Vordergrund, auf der Herzstation sind jedoch die Reizleitungsstörungen auf Höhe des AV-Knotens und die fasciculären intraventrikulären Blockierungen das wichtigste therapeutische Problem.

7.1 Pathophysiologie

Der Sinusknoten kann sowohl von der rechten wie von der linken Koronararterie mit ihren proximalen Ästen versorgt werden. Der Aschoff-Tawara-Knoten liegt ausschließlich im Strömungsgebiet der rechten Koronararterie, welche auf Höhe der Crux einen Ramus nodalis abgibt, der dieses Reizleitungszentrum mit Blut versorgt. Das linke und rechte Bündel des Purkinje-Fasersystems in der Kammer, schließlich, wird von den septalen Ästen, im wesentlichen des Ramus interventricularis anterior, in seinen hinteren und unteren Anteilen der rechten Koronararterie und bei Linksdominanz des Ramus circumflexus versorgt.
Ein Perfusionsausfall sowohl der Ramus interventricularis anterior wie auch der rechten Koronararterie können somit eine Störung der Sinusknotenfunktion hervorrufen. In der Klinik ist es auch mit intrakardialem Elektrokardiogramm nicht möglich, zwischen einer Reizbildungs- und einer Reizleitungsstörung des Sinusknotens auf den

Vorhof zu unterscheiden, da die elektrische Aktivität des Sinusknotens selbst wegen des geringen Potentials meist nicht erfaßt werden kann. Es wird deshalb der beide Anomalien umfassende Begriff des „kranken Sinusknotens" gewählt. Der sino-atriale Block und der atrio-ventrikuläre Block 2. Grades führt zu einer Kammerbradykardie, bei Sinusstillstand oder totaler Reizleitungsunterbrechung muß ein sekundäres oder tertiäres Zentrum die Schrittmacherfunktion übernehmen, um einen totalen Kreislaufstillstand bei Asystolie zu verhindern.

Währenddem schon ein kleiner Perfusionsausfall in den obengenannten Zentren zu Bradykardie führen kann, wird durch eine Blokkierung eines Gefäßes immer nur ein Teil des intraventrikulären Reizleitungssystems getroffen. Dies führt zu Schenkelblockbildung (linker vorderer, linker hinterer Hemiblock, Rechtsschenkelblock, Linksschenkelblock, Rechtsschenkelblock mit abnormer Links- bzw. Rechtsachse). Eine Bradykardie tritt jedoch bei Ausfall des Reizleitungssystem im Ventrikel erst dann auf, wenn alle drei Faszikel unterbrochen sind, das heißt eine ausgedehnte Nekrose im Bereich des Septums vorhanden ist.

Reizleitungsstörungen führen aus zwei Gründen zu hämodynamischer Verschlechterung der Kreislaufsituation. Bei einer ausgeprägten Bradykardie kann das Herzminutenvolumen nicht mehr aufrechterhalten werden, auch wenn das Schlagvolumen wegen längerer diastolischer Füllung zunimmt. Bei akutem Infarkt ist nun das Schlagvolumen in seiner Adaptationsfähigkeit ohnehin limitiert oder an sich schon erniedrigt, so daß extreme Bradykardien in dieser Situation besonders schlecht toleriert werden. Durch die AV-Dissoziation kommt es zusätzlich zu einer schlechteren Dehnung der Muskelfasern am Ende der Diastole in Relation zum mittleren diastolischen Kammerdruck. Damit ist eine optimale Ausnützung des Starling Effektes ohne massive Erhöhung des pre-loads nicht mehr möglich, was das Schlagvolumen zusätzlich negativ beeinflußt.

7.2 Klinik

Die bradykarden Rhythmusstörungen treten weniger häufig auf als die tachykarden, wurden jedoch in unserer eigenen Serie von tausend Patienten bei 16% aller Patienten mit Infarkt beobachtet. Art

Tabelle 10. Häufigkeit der Reizleitungsstörungen bei Patienten nach Myokardinfarkt

	%
SA-Blockierungen	4
AV-Blockierungen 2. Grades	5
AV-Blockierungen 3. Grades	5
Primäre Asystolien	2
Total	16

und Häufigkeit der verschiedenen Blockierungen sind in Tabelle 10 zusammengestellt.

Da das AV-Überleitungssystem von der rechten Koronararterie versorgt wird, treten AV-Blockierungen meist bei Unterwandinfarkten auf. Dort finden wir sie in ungefähr 25% aller Fälle. Komplette trifasciculäre Blockierungen sind eine Komplikation des ausgedehnten Vorwandinfarktes mit unabhängig von der Rhythmusstörung entsprechend schlechter Prognose. In den meisten Fällen, schließlich, kommt es innert Stunden bis Tagen zu einer Rückbildung der Reizleitungsstörung, so daß in der Regel die Patienten ohne definitiven Schrittmachereinbau aus dem Spital entlassen werden können. Dies gilt wiederum nicht für die Patienten mit trifasciculärer Blockierung bei Vorderwandinfarkt, wo durch die Nekrose meist die Reizleitungsstörung definitiv gestört ist und entsprechend ein elektrisches Langzeitsystem implantiert werden muß.

7.3 Indikationen zur Schrittmacherimplantation

Bei AV-Block 1. Grades ist die Kammerfrequenz nicht verändert, eine Behandlung ist dementsprechend nicht notwendig. Wir verzichten auch auf eine Schrittmachereinlage bei AV-Block höheren Grades und inferiorem Infarkt, sofern die Kammerfrequenz spontan oder nach Atropin 0,5 mg intravenös verabreicht 50 Schläge oder mehr pro Minute beträgt und keine Zeichen einer Herzinsuffizienz vorhanden sind. Bei niedrigerer Kammerfrequenz oder Intoleranz der relativen Bradykardie erfolgt die Einlage einer Elektrode zur Stimulation. Bei AV-Blockierungen höheren Grades nach anteriorem Infarkt ist in der Regel eine Schrittmachereinlage bei AV-Blockierung unabhängig von der Frequenz des Kammerersatzrhythmus notwendig. Bei dieser Form finden wir häufig eine langsame Progredienz der Reizleitungsstörung, indem zuerst mono- und bifasciculäre Blockierungen, dann inkomplett trifasciculäre Blockierungen auftreten, bis es zum totalen Reizleitungsunterbruch kommt. Aus diesem Grunde legen wir bei totalem Rechtsschenkelblock und linkem vorderen Hemiblock oder totalem Linksschenkelblock einen Schrittmacher prophylaktisch ein, wenn uns ein AV-Block 1. Grades die langsame Reizleitung des 3. noch funktionierenden Faszikels anzeigt. Noch vorsichtiger sind wir beim totalen Rechtsschenkelblock und linken hinteren Hemiblock und beim alternierenden Rechts- und Linksschenkelblock, da in diesen Situationen die noch vorhandene Reizleitung äußerst labil ist und entsprechend häufig mit intermittierenden totalen Blockierungen wegen Ausfall des linken anterioren Faszikels gerechnet werden muß.

Beim kranken Sinusknoten bzw. dem sino-atrialen Block sind extreme Bradykardien oder SA-Blockierungen über mehrere Zyklen Gründe für die Implantation eines Schrittmachers. Für diese Situation ist es schwieriger, absolute Grenzwerte anzugeben, da die Vorteile der hier auch unter Bradykardie noch vorhandenen Vorhofsfüllung gegenüber dem normofrequenten aber atrio-ventrikulär dissoziierten Schrittmacher-Rhythmus abgewogen werden muß.

Schließlich können auch vereinzelt Schrittmacher-Implantationen notwendig werden, wenn bei Bradykardie gehäuft tachykarde Rhythmusstörungen auftreten, die den Einsatz von Antiarrhythmika unumgänglich machen. Gelegentlich kann auch durch eine Erhöhung der Kammerfrequenz die tachykarde Rhythmusstörung allein mit dieser Maßnahme unterdrückt werden.

Die medikamentöse Therapie der Überleitungsstörungen höheren Grades ist unserer Ansicht nach nur als Übergangsmaßnahme gerechtfertigt. Dabei setzen wir Atropin ein und prüfen den Erfolg auf den Rhythmus. Bei Patienten mit akutem Infarkt ist die Gabe von Sympathiko-Mimetika wegen des erhöhten Sauerstoffverbrauchs relativ kontraindiziert. Zudem sind diese Medikamente auch in hohen Dosen verabreicht in ihrem Effekt auf die Überleitung unzuverlässig und damit höchstens als Notfallmaßnahme zu rechtfertigen.

7.4 *Methodik*

Beim künstlichen Schrittmacher unterscheiden wir zwei Elektrodentypen, die unipolaren und die bipolaren. Die unipolaren Elektroden sind recht dünn, sehr flexibel und eignen sich deswegen sehr gut als Einschwemmelektroden, wobei die Spitze der Elektrode in dem rechten Ventrikel zu liegen kommt. Wegen der Schwierigkeit der Plazierung der zweiten indifferenten Elektrode beim provisorischen Schrittmachersystem wird jedoch in der Regel die bipolare Elektrode verwendet. Dabei ist die zweite Elektrode (die Anode) entweder 2 cm hinter der Spitze gelegen und damit auch im rechten Ventrikel plaziert oder 10–15 cm hinter der Spitze und damit auf Höhe der Vena cava superior-Einmündung in den rechten Vorhof gelegen. Die letztgenannten Elektroden haben den Vorteil, daß eine anodale Stimulation nicht möglich ist. Ist auch nach Normalisierung der Kammerfrequenz die Herzinsuffizienz wegen der immer noch bestehenden Vorhof-Kammer-Dissoziation nicht beherrscht, so muß an die Möglichkeit eines *physiologischen provisorischen Systems* gedacht werden. In Analogie zum definitiven Schrittmachereinbau mit Stimulation von Vorhof und Kammer in einem zeitlichen Intervall, das die atrio-ventrikuläre Überleitung simuliert, kann die Vorhofhilfe bei der Kammerfüllung am Ende der Diastole ausgenützt werden. Da wie oben erwähnt die Stimulation mit einem künstlichen Schrittmachersystem meist nur kurzzeitig notwendig ist, wird man jedoch in der Regel auf dieses aufwendige Doppel-Stimulationsverfahren verzichten und sich mit der Einlage einer ventrikulären Elektrode begnügen.

Bei den heute verwendeten Batterien handelt es sich durchwegs um variable Systeme, bei denen Herzfrequenz, Amplitude und Impulssensitivität nach Wunsch leicht verändert werden können. Die Frequenz wird sich nach der Größe des Schlagvolumens zu richten haben, nach Möglichkeit jedoch wegen der Sauerstoffkonsumption 100/min nicht übersteigen. Die Amplitude in Volt muß so eingestellt werden, daß sie deutlich höher ist als die bei der Implantation gemessene Reizschwelle, das heißt die minimal benötigte Voltage zur Übernahme des elektrischen Impulses. Andererseits steigt die Gefahr von durch den Impuls induzierten Rhythmusstörungen mit zunehmender Voltage. Wir gehen deshalb so vor, daß die Reizschwelle bestimmt und dann die Amplitude verdoppelt wird. Die Einstellung der Empfindlichkeit bietet gelegentlich erhebliche Probleme, besonders bei Elektrodensystemen mit geringem Abstand zwischen den beiden Elektroden und bei instabiler Elektrodenanlage. Dazu kommt, daß die Schrittmacherimplantation meist bei Unterwandinfarkten benötigt wird, und diese weisen in mehr als der Hälfte der Fälle eine Mitbeteiligung des rechten Ventrikels auf. In dieser Situation mit über der Nekrose gelegenen Elektroden und entsprechend schlechter Sensitivität wächst die Möglichkeit, daß das Schrittmachersystem eine eigene Aktivität des Herzens nicht registriert und damit die elektrischen Impulse während der vulnerablen Phase abgibt. Während wegen der geringen Stromstärke der Impulse bei normalem Myokard deswegen keine Gefahr entsteht, können bei Unterwandinfarkten mit Rechtsherzbeteiligung solche Impulse zu Kammertachykardien oder gar Kammerflimmern führen. Es ist deshalb bei inferiorem Infarkt der guten Empfindlichkeit große Bedeutung beizumessen, besonders wenn der Patient mit noch liegendem Schrittmachersystem aus der Herzstation auf eine allgemeine Abteilung entlassen wird.

Als Zugang für die Implantation dieser Elektroden hat sich in den letzten Jahren die Punktion der Vena subclavia allgemein durchgesetzt. Für das praktische Vorgehen sei auf das Kapitel XIII „Methodik" verwiesen. Bei primärer Asystolie unter Reanimationsbedingungen kann die differente Elektrode direkt über eine Punktion der linken Kammer mittels isoliertem feinem Draht mit Widerhaken plaziert werden. Diese Methode ist für Notfallsituationen reserviert, da bei der Punktion die Gefahr einer Verletzung eines Herzkranzgefäßes besteht. Wir sehen daher ihre Verwendung nur im Cardiomobil oder bei Reanimation außerhalb der Herzstation, wenn eine Punktion der Vena subclavia und ein Vorschieben des Elektrodenkatheters unter Reanimationsbedingungen nicht durchführbar sind.

Bei gut funktionierendem System belassen wir die Elektrode auch nach Verschwinden der Reizleitungsstörung während ca. 10 Tagen und entfernen sie, nachdem wir uns vorher während einer Nachtphase versichert haben, daß auch bei ausgeprägtem Vagotonus keine Überleitungsstörungen während 12 Stunden beobachtet werden. Persistieren die Reizleitungsstörungen über diesen Zeitraum hinaus, so muß an den Einbau eines Schrittmachersystems gedacht werden.

90

Praktisches Vorgehen

Indikation zum künstlichen Schrittmacher

1. AV-Block höheren Grades bei inferiorem Infarkt und einer Herzfrequenz unter 50/min. trotz Atropin 0,5–1 mg i. v.
2. Bei AV-Block höheren Grades mit anteriorem Infarkt.
3. Bei bifasciculärem Block in der Kombination totaler Rechtsschenkelblock und linker hinterer Hemiblock oder bei alternierendem Rechts-/Linksschenkelblock.
4. Bei inkomplett trifasciculärem Block: totaler Rechtsschenkelblock und linker vorderer Hemiblock mit AV-Block 1. Grades oder totaler Linksschenkelblock mit AV-Block 1. Grades.
5. Kranker Sinusknoten mit Bradykardie oder intermittierend sinoatrialem Block mit hämodynamisch nicht tolerierter Kammerbradykardie oder Synkopen.

Methode. Zugang der Elektrode erfolgt normalerweise über die Vena subclavia. Verwendung von biplanen Einschwemmelektroden. Bei den Batterien müssen Impulsfrequenz, Impulsamplitude und Empfindlichkeit zur Sensierung des eigenen Rhythmus variierbar sein. Fehlendes Sensieren des Eigenrhythmus kann über Impulsabgabe in die vulnerable Phase zu Kammerflimmern führen.
Das Schrittmachersystem wird auch nach normalisierter Reizleitung während einigen Tagen belassen. Bei Persistenz des AV-Blocks Implantation eines definitiven Schrittmacher-Systems nach der akuten Phase des Infarktes.

Literatur

1. Samet, P. H., El-Sherif, N.: Cardiac pacing. New York: Grune & Stratton, 2nd Edition, 1980
2. Kaindl, F., Pachinger, O., Probst, P.: Die ersten 24 Stunden des Herzinfarktes. Baden-Baden – Köln – New York: Witzstrock 1977
3. Grace, W. J., Keylun, V.: The coronary care unit. London: Butterworth 1970
4. Cueni, T., White, R., Burkart, F.: Pacemaker-induced ventricular tachycardia in patients with acute inferior myocardial infarction. International Journal of Cardiology 1, 93 (1981)

8 Die Herzinsuffizienz nach akutem Myokardinfarkt

O. Bertel

Der Diagnose und Therapie der Herzinsuffizienz nach akutem Myokardinfarkt kommt eine zentrale Bedeutung zu, da diese Patientengruppe durch ein hohes Komplikations- und Mortalitätsrisiko belastet ist. Die Ziele der raschen und konsequenten Behandlung liegen in einer

1. Beseitigung oder wesentlichen Milderung der subjektiven Symptome (Atemnot, Übelkeit, Bewußtseinsstörung);
2. Verbesserung der myokardialen Sauerstoffbilanz und der Myokarddurchblutung, besonders in Ischämie-gefährdeten Arealen;
3. Verminderung von Insuffizienz-bedingten ventrikulären und supraventrikulären Rhythmusstörungen;
4. Vermeidung von Komplikationen der pulmonalen Stauung (Hypoxie, Pneumonie);
5. Verbesserung der Prognose.

8.1 Pathophysiologie

Herzinsuffizienz ist die Unfähigkeit, ein normales Herzminutenvolumen bei normalem Füllungsdruck aufrechtzuerhalten. Sie kann bedingt sein durch die Beeinträchtigung einer oder mehrerer Funktionen, die das Herzminutenvolumen bestimmen (Abb. 17).

8.1.1 Myokardiale Muskelmasse

Das Ausmaß der Nekrose und der ischämisch funktionsgeschädigten Myokardbezirke sowie ihre Lokalisation (Vorderwand, Papillarmuskel, rechter Ventrikel) bestimmen das Ausmaß der Funktionsstö-

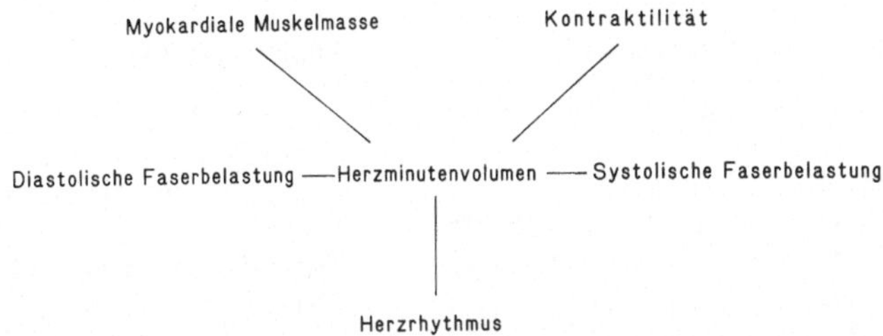

Abb. 17. Die Größe des Herzminutenvolumens hängt von 5 Faktoren ab, die untereinander in enger gegenseitiger Beeinflussung stehen

rung und die Prognose nach akutem Myokardinfarkt. Liegt der Anteil des infarzierten Myokards über 20% der gesamten Muskelmasse, ist mit einer erheblichen Herzinsuffizienz, liegt er über 40%, ist mit einem kardiogenen Schock und mit dem Tod des Patienten zu rechnen. Dies ist häufiger bei transmuralen Vorderwandinfarkten (besonders bei Verschluß des linken Hauptstammes), als bei inferioren und bei posterioren Infarkten der Fall. Kleine Infarkte hingegen führen nur beim Vorliegen zusätzlich belastender Faktoren (vorgeschädigtes Myokard, massive arterielle Hypertonie) oder bei strategisch ungünstiger Lokalisation der Nekrose (Papillarmuskel) zur Herzinsuffizienz. Ein rechtsventrikulärer Infarkt kann, obwohl nur einen Bruchteil des Gesamtmyokards betreffend, zur isolierten Rechtsherzinsuffizienz mit Schock führen. Fast immer liegt dann ein inferiorer Infarkt vor, wobei allerdings die rechtsventrikuläre Lokalisation aus dem EKG allein nicht diagnostiziert werden kann. Mit einer rechtsventrikulären Beteiligung am Infarktgeschehen ist in etwa einem Drittel aller Infarkte zu rechnen.

8.1.2 Kontraktilität

Für die Kontraktilität des nicht infarzierten Restmyokards spielen bei einem frischen Infarkt sowohl kurzfristig veränderliche, als auch sich nur längerfristig verändernde (wenig beeinflußbare) Faktoren eine Rolle.

Kurzfristig veränderlich	Langfristig wirksam
Sauerstoffangebot: Sauerstoffgehalt des Blutes	Abnahme der Kontraktilität mit dem Alter
Myokarddurchblutung	Vorbestehende Myokardhypertrophie
Endogene sympathische Aktivität (Adrenalin-, Noradrenalinausschüttung)	Toxische Schädigung (Alkohol)
pH	Narben
Elektrolytkonzentration im Myokard und im Blut (Calcium, Kalium, Natrium, Magnesium)	
Adrenorezeptorempfindlichkeit	
Negativ-inotrope Medikamente (Antiarrhythmika, Barbiturate)	

Die Steigerung der Kontraktilität, wenn sie nicht nur durch die Beseitigung von Myokard-depressiven Faktoren erfolgt, ist in der Regel mit einem gesteigerten Sauerstoffbedarf des Muskels verbunden. Die Kontraktilität ist keine isolierte Größe, sie wird wesentlich durch die Vor- und Nachbelastung der Muskelfaser bestimmt. Die Kontraktionskraft ist abhängig von der diastolischen Ausgangslänge der Sarkomere, die Kontraktionsgeschwindigkeit nimmt exponentiell mit der systolisch entwickelten Kraft (Belastung) ab (Abb. 18).

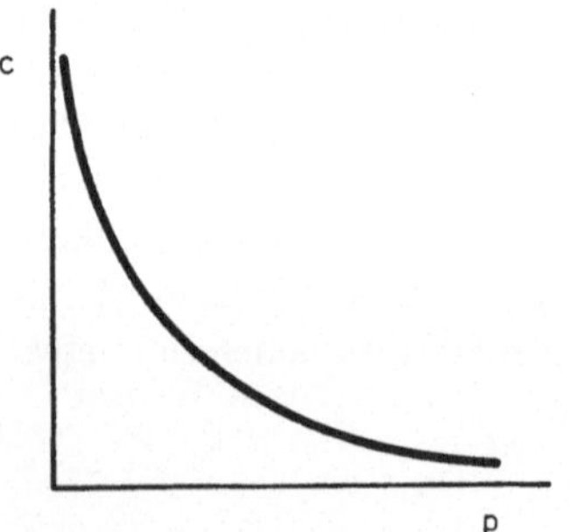

Abb. 18. Die Kontraktionsgeschwindigkeit c nimmt exponentiell mit der Belastung während der Systole, die der systolisch entwickelten Kraft (p) entspricht, ab

8.1.3 Herzrhythmus

Bei Herzinsuffizienz von besonderer Bedeutung ist die koordinierte Funktion von Vorhöfen und Ventrikel. Die geringe Abnahme der

Pumpleistung des Herzens durch den Verlust der koordinierten Vorhofkontraktion (bei Vorhofflimmern, AV-, Kammerrhythmus, ventrikulär stimulierendem Schrittmacher) kann beim herzinsuffizienten Patienten oft nicht durch eine Steigerung des Schlagvolumens oder der Herzfrequenz aufgefangen werden. Eine Zunahme des Herzminutenvolumens mit zunehmender Herzfrequenz erfolgt solange, als eine ausreichende Zeit für die diastolische Ventrikelfüllung und Myokarderholung und eine ausreichende Zeit für die Austreibungsphase zur Verfügung stehen. Bei tachykarden Rhythmusstörungen mit Frequenzen von über 120/min. ist dies bei frischem Infarkt häufig nicht mehr der Fall. Die Herzfrequenz ist zudem eine der wichtigsten Determinanten des myokardialen Sauerstoffbedarfs, eine Steigerung der Herzfrequenz führt zur Zunahme des Sauerstoffverbrauches.

8.1.4 Vorbelastung (diastolische Faserbelastung, Preload)

Die Vordehnung der Herzmuskelfaser, Voraussetzung für die Kontraktion, wird wesentlich durch das diastolische Füllungsvolumen und die elastischen Eigenschaften des Ventrikels (Endokard, Muskelfasern, Interstitium, Epikard, Perikard) bestimmt. Bei einer Vordehnung von 2,2 µm Sarkomerlänge ist ein Optimum erreicht, das für die nächste Kontraktion die maximale Kontraktionskraft gewährleistet. Die Dehnungskräfte an der Ventrikelwand, verantwortlich für die Muskelvordehnung, können indirekt und unvollständig durch die Messung des enddiastolischen Ventrikeldruckes erfaßt werden. Dieser korreliert gut mit dem pulmonalen Kapillardruck, wenn nicht zusätzlich ein Mitralklappenfehler vorliegt. Eine Erhöhung des enddiastolischen Druckes wirkt sich dabei nicht in einer direkten Beziehung auf die Sarkomerlänge aus. Hohe Druckwerte können durch verminderte Elastizität des Interstitiums, des Epikards etc. oder durch Auseinander- oder Vorbeigleiten der Sarkomere aufgefangen werden. Trotz dieser komplexen Beziehung gilt für die Praxis, daß die Beziehung zwischen ventrikulärem Füllungsdruck (enddiastolischer Druck) und Pumpleistung des Ventrikels (modifizierte Frank-Starling-Kurve) einen steilen Schenkel bis etwa 12 mmHg und dann einen flachen bis abfallenden Verlauf zeigt (Abb. 19). Dies

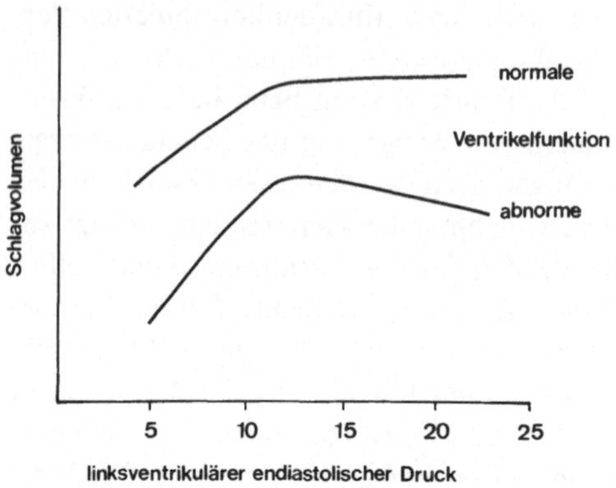

Abb. 19. Die ventrikuläre Funktionskurve beim normalen und beim funktionsgestörten linken Ventrikel zeigt einen steilen Schenkel bis zu einem linksventrikulären enddiastolischen Druck an der oberen Normgrenze, danach einen flachen Verlauf

gilt am gesunden, wie am teilweise infarzierten Ventrikel, da dort das für die Pumpfunktion entscheidende, nichtinfarzierte Restmyokard – trotz eines Compliance-Verlustes des Ventrikels insgesamt – denselben Gesetzen unterliegt wie ein gesundes Herz. Die Steilheit des Schenkels bis zum Maximum ist beim gesunden und beim vorgeschädigten Herzen unterschiedlich.

Ein erhöhter Füllungsdruck erhöht die Wandspannung des Ventrikels, die mit dem Quadrat des Ventrikelvolumens zunimmt. Die Belastung der Herzmuskelfaser wird umso höher, je dünner das Ventrikelmyokard ist. Je höher die diastolische Wandspannung, desto höher liegt der Sauerstoffverbrauch während der Systole (Abb. 20). Mit zunehmender Wandspannung erhöht sich auch der koronare Perfusionswiderstand, der Perfusionsgradient dagegen nimmt mit steigendem diastolischen Druck ab. Steigender Perfusionswiderstand bei sinkendem Perfusionsgradienten bedeutet Reduktion des koronaren Blutflusses auch bei gleichbleibendem Perfusionsdruck.

Die Steigerung des diastolischen Füllungsvolumens und des ventrikulären Füllungsdruckes wird durch eine Zunahme des zentralen Blutvolumens durch Volumenredistribution (von peripher nach zentral) und durch Volumenretention erzielt.

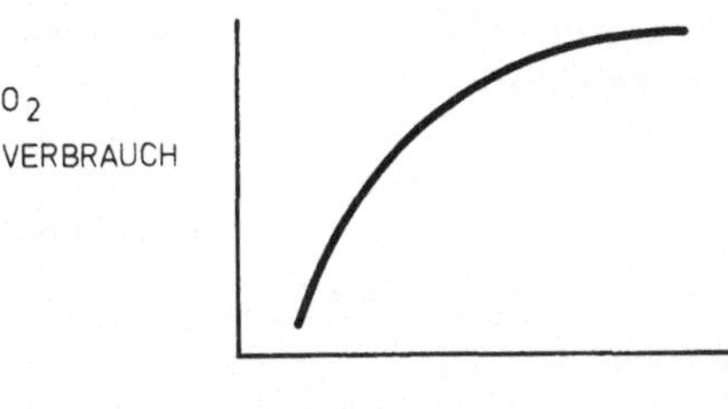

Abb. 20. Eine zunehmende Wandspannung des linken Ventrikels durch hohe Füllungsdrucke führt zu einem exponentiell ansteigenden Sauerstoffverbrauch. Da gleichzeitig der koronare Perfusionswiderstand zunimmt, wird die Sauerstoffbilanz empfindlich gestört

- Der für die Myokardfunktion optimale Füllungsdruck liegt in der Regel bei 12 (bis 15) mmHg (Ausnahme: diffuse Myokardfibrose, Myokardhypertrophie, Konstriktion).
- Die weitere Erhöhung des diastolischen Druckes führt zur Erhöhung des myokardialen Sauerstoffbedarfes und zur Verminderung der myokardialen Blutversorgung.

8.1.5 Nachbelastung (systolische Faserbelastung, Afterload)

Die systolische Faserbelastung limitiert das Schlagvolumen. Neben der Compliance der arteriellen Gefäße bestimmt vor allem der periphere Gefäßwiderstand die systolische Faserbelastung. Der wichtigste funktionelle Regulator des peripheren Gefäßwiderstandes ist das sympathische Nervensystem, das über die Stimulation der alpha-Rezeptoren (synaptische Noradrenalinausschüttung) direkt zur Vasokonstruktion beiträgt, andererseits über das Renin-Angiotensinsystem den Widerstand verstärkt und über die Veränderung der renalen Hämodynamik und die Natriumretention zur Volumenretention führt (Abb. 21). Beim frischen, besonders beim ausgedehnten Herzinfarkt mit Herzinsuffizienz ist die sympathische Aktivität stark erhöht. Neben den hämodynamischen Auswirkungen kann sie auch für das Auftreten rhythmischer Komplikationen verantwortlich sein.

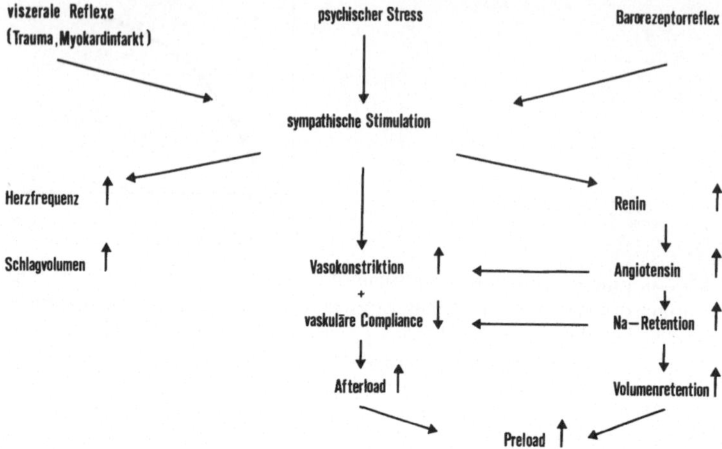

Abb. 21. Das sympathische Nervensystem spielt eine Schlüsselrolle für die Steuerung der ventrikulären Vor- und Nachbelastung. Die sympathische Aktivität bei akutem Myokardinfarkt ist massiv gesteigert

8.2 Diagnose und Verlaufskontrolle der Herzinsuffizienz, des low output und des kardiogenen Schock

Für die Beurteilung der myokardialen Funktion sind die in Tabelle 11 aufgeführten Zeichen der Herzinsuffizienz unmittelbar nach Eintritt und dann täglich mindestens einmal (radiologische Zeichen) bis zweimal (klinische Zeichen) einzeln zu prüfen. Eine normale myokardiale Funktion kann klinisch sicher diagnostiziert werden. Die klinische Diagnose einer beträchtlichen abnormen linksventrikulären Funktion ist in ca. 10% bei Eintritt nicht zutreffend, die Treffsicherheit der klinischen Beurteilung für den low output (kardialer Index < 2,0/min/m²) ist wesentlich schlechter. In einer eigenen Untersuchung wurde der low output nur in 50% der Fälle erkannt. Auch die Verlaufsbeurteilung ist häufig aufgrund der angeführten Zeichen nicht zuverlässig. Die Gründe sind folgende:

1. Die Veränderung hämodynamischer Größen (pulmonaler Kapillardruck, Herzminutenvolumen) einerseits und die Veränderung radiologischer und klinischer Zeichen laufen nicht simultan ab.

Tabelle 11. Zeichen der Herzinsuffizienz, die regelmäßig beurteilt werden müssen

Objektive Daten	Blutdruck Herzfrequenz Rhythmusstörungen Pulsus alternans Atemfrequenz

Beurteilung	Bewußtseinslage
	Temperaturstufe
	Cheyne-Stokes-Atmung
	Halsvenen:
	    erhöhter Druck
	    hepato-jugulärer Reflux

Palpation	Dyskinesie Kardiomegalie abnorme rechtsventrikuläre Belastung
Auskultation	3. Herzton 4. Herzton pathologisch gespaltener 2. Herzton Mitralinsuffizienz
Thoraxröntgenbild	pulmonal-venöse Kongestion Kardiomegalie
Lunge	Stauungsrasseln

Im Auftreten, vor allem aber in der Rückbildung, zeigen die klinischen und radiologischen Symptome, verglichen zur Hämodynamik, eine bis über 24 Stunden andauernde Verzögerung.

2. Die Zeichen des low output sind unspezifisch. Ein normaler Blutdruck (durch periphere Vasokonstriktion) kann lange einen drohenden kardiogenen Schock maskieren.
3. Die mit dem Infarkt erfolgende, akute sympathische Stimulation beeinflußt die Zeichen der Herzinsuffizienz in unterschiedlicher Weise.
4. Häufig eingesetzte Medikamente, wie Analgetika, Nitroglycerin, Sedativa und Sauerstoff, machen die klinischen Zeichen für die Beurteilung teilweise unbrauchbar.

Aus diesen Gründen ist, wenn immer möglich, beim Vorliegen klinischer Zeichen einer beträchtlichen myokardialen Funktionsstörung die invasive Messung der Hämodynamik zur Indikationsstellung und Steuerung der Therapie angebracht. Dabei sollen der pulmonale Kapillardruck und das Herzminutenvolumen gemessen werden. Die Gleichsetzung des pulmonal-diastolischen Druckes mit dem pulmonalen Kapillardruck ist nur bei fehlender aktiver pulmonalarterieller Hypertonie und beim Fehlen einer Mitralinsuffizienz statthaft. Der Schluß vom zentralvenösen Druck auf den pulmonalen Kapillardruck ist beim frischen Herzinfarkt falsch.

Die Empfehlung zur invasiven Monierung hämodynamischer Größen gilt besonders streng für den low output (kardialer Index < 2,0/ min/m²), da er prognostisch besonders ungünstig zu bewerten ist, nicht selten in einen kardiogenen Schock übergeht und häufig durch Rhythmusstörungen kompliziert wird. Beim Vorliegen eines kardiogenen Schocks (systolischer Blutdruck < 90 mmHg, Oligurie < 20 ml/h) ist die Feststellung eines normalen oder erhöhten linksventrikulären Füllungsdruckes dringend notwendig (cave: Schock bei Hypovolämie, Schock bei rechtsventrikulärem Infarkt).

Von großer Hilfe ist die hämodynamische Überwachung für die Steuerung der Therapie besonders in den Fällen mit low output und kardiogenem Schock, da sich dort Therapiefehler aufgrund der ungenauen klinischen Beurteilung katastrophal auswirken können.

8.3 Allgemeine therapeutische Richtlinien

8.3.1 Beseitigung und Vermeidung myokarddepressiver Faktoren

Ein Grundprinzip der Betreuung herzinsuffizienter Patienten ist die Korrektur von Elektrolytstörungen auf Normalwerte sowie die Sorge um eine ausreichende Sauerstoffzufuhr. Eine pH-Korrektur bei Acidose mit Natrium-Bikarbonat ist nur bei einer passageren Verschlechterung der Hämodynamik, z. B. im Rahmen einer akut aufgetretenen Rhythmusstörung oder im Verlauf einer Reanimation, sinnvoll. Der Einsatz eines jeden Medikaments beim Herzinsuffizienten muß streng im Hinblick auf negativ-inotrope Effekte geprüft werden (Antiarrhythmika, Calciumantagonisten, Psychopharmaka). Die bisherige Medikation des Patienten muß unter demselben Gesichtspunkt überprüft werden, potentiell negativ-inotrope Medikamente

100

werden nicht weitergeführt. Eine Langzeittherapie mit Digitalisprä-
paraten wird auch während der akuten Phase eines Herzinfarktes
nicht unterbrochen, sofern nicht Hinweise für eine Überdosierung
bestehen.

8.3.2 Optimierung des Herzrhythmus

Da der Herzrhythmus von großer Bedeutung für das Herzminutenvolumen ist, muß beim Vorliegen einer Herzinsuffizienz vor dem
Einsatz weiterer Maßnahmen die Herstellung eines Sinusrhythmus
zwischen 80 und 120/min. angestrebt werden. Herzfrequenzen dar-
unter sind inadäquat im Verhältnis zur myokardialen Funktionsstörung. Ursache dafür kann ein kranker Sinusknoten vorbestehend
oder im Rahmen des Infarktes sein, eine ausgeprägte vagale Reaktion oder ein ektoper Ersatzrhythmus. Entsprechend wird zunächst
ein Therapieversuch mit Atropin, 0,5–1 mg i.v., durchgeführt. Gelingt damit eine Frequenzbeschleunigung nicht, soll bei beträchtlicher Herzinsuffizienz der Einsatz eines Vorhof- oder evtl. ventrikulären Schrittmachers diskutiert werden. Nur in Ausnahmefällen werden Sympathomimetika als positiv-chronotrope Substanzen verabreicht (Belastung der Sauerstoffbilanz!).
Auch tachykarde Rhythmusstörungen bedürfen bei beträchtlicher
Herzinsuffizienz einer besonders konsequenten Behandlung, besonders seien hier das Vorhofflimmern und andere supraventrikuläre
Arrhythmien erwähnt, wenn deren Frequenz eine normale Kammerfüllung und -entleerung nicht mehr erlaubt. Sofern eine Konversion
zum Sinusrhythmus nicht möglich ist, werden die Patienten digitalisiert, um eine Senkung der Kammerfrequenz unter 120/min. zu erreichen. Ist dies mit Digitalis allein nicht möglich, kann durch einen
Calciumantagonisten (Verapamil, 2,5–10 mg i.v.) trotz dessen ge-
ringgradig negativ-inotroper Wirkung eine Verbesserung der Herzfunktion durch Senkung der Kammerfrequenz erzielt werden, doch
soll dies unter Kontrolle des Herzminutenvolumens erfolgen.

8.3.3 Kreislaufentlastung

Zur Kreislaufentlastung beim frischen Infarkt können Diuretika
(Reduktion des zirkulierenden Blutvolumens und damit der Vorbe-

lastung, geringgradige Vasodilatation durch Furosemid), Vasodilatatoren und die intraaortale Gegenpulsation (IABP, intraaortic balloon pumping) eingesetzt werden. Generall müssen Medikamente zur Herzinsuffizienzbehandlung bei Herzinfarkt folgende Kriterien erfüllen: sie müssen in einem hohen Prozentsatz der Patienten wirksam, gut steuerbar und nebenwirkungsarm sein und sollen die Sauerstoffbilanz günstig beeinflußen. Oral applizierte Medikamente (verzögerte, durch die Herzinsuffizienz teilweise unsichere Resorption) und Medikamente mit langer Halbwertszeit sind deshalb im akuten Infarktstadium wenig geeignet.

Diuretische Therapie. Furosemid ist mit seiner raschen Wirkung und kurzen Halbwertszeit gut steuerbar, hat eine hohe Wirksamkeit und therapeutische Breite. Es besitzt einen initialen vasodilatatorischen Effekt, führt aber zur reaktiven sympathischen Stimulation und bei diuretischer Monotherapie zu einem passageren Herzminutenvolumenabfall bei nahezu allen Patienten mit schwerer Funktionsstörung, auch wenn der ventrikuläre Füllungsdruck nicht unter optimale Werte absinkt. Furosemid-induzierte Schwankungen der intra- und extrazellulären Kaliumkonzentrationen können gelegentlich für Rhythmusstörungen verantwortlich sein. Die ungünstigen Effekte einer Furosemid-Monotherapie können durch die Kombination mit einem Vasodilatator vermieden werden. Die diuretische Wirkung bei einem low output wird durch die vorangehende Vasodilatator-Therapie zudem wesentlich verbessert. Der unkritische, reflektorische Einsatz von rasch wirksamen Diuretika bei allen Formen der Herzinsuffizienz nach Myokardinfarkt ist nicht mehr vertretbar.
Mannitol kann in ausgewählten Fällen als osmotisch wirksames Diuretikum eingesetzt werden. Da es über eine Mobilisation von interstitieller Flüssigkeit zu einem passageren Anstieg des zentralen Blutvolumens führt, soll Mannitol in der Regel nur mit einer Vasodilatator-Basistherapie kombiniert verabreicht werden.

Die *Vasodilatator-Therapie* stellt zur Zeit die Basistherapie der akuten Herzinsuffizienz nach Herzinfarkt dar. Sie führt über eine Verminderung der Vor- und Nachbelastung zu vermindertem Sauerstoffbedarf und besserem myokardialen Blutfluß. Die Vasodilatator-Therapie scheint die Früh- und Spätprognose der Herzinsuffizienz nach akutem Myokardinfarkt zu verbessern. Nitroglycerin und Natrium-Nitroprussid weisen die notwendige Wirksamkeit und optimale Steuerbarkeit sowie Nebenwirkungsarmut auf, so daß sie für den Einsatz während des akuten Infarktstadiums geeignet sind.

Nitroglycerin ist bezüglich Steuerbarkeit, therapeutischer Breite und Nebenwirkungsarmut dem Natrium-Nitroprussid überlegen, zeigt allerdings bei primär hypertensiven Patienten, bei Patienten unter Langzeittherapie mit Nitraten und bei den seltenen Fällen mit primärer Nitroglycerinresistenz oft keine ausreichende Wirkung. Im Experiment ist es durch eine infarktbegrenzende, antiarrhythmische und den Kollateralenflow steigernde Wirkung gegenüber Natrium-Nitroprussid ausgezeichnet.

Natrium-Nitroprussid wird bei hypertensiven Patienten und bei Nitroglycerinversagern eingesetzt, da es Nitroglycerin an Wirkstärke überlegen ist. Wegen der geringeren therapeutischen Breite bedarf die Gabe von Natrium-Nitroprussid einer besonders genauen Überwachung, insbesondere um einen potentiell gefährlichen Blutdruckabfall zu vermeiden. Als Notfallmedikament unter ungünstigen Umständen eignet sich Nitroglycerin sublingual (1,6 mg), sonst werden beide Substanzen mit Vorteil als Infusion verabreicht.

Ist nach 3 Tagen trotz der inzwischen eingesetzten diuretischen und Digitalis-Therapie ein Abbau der parenteralen Vasodilatator-Therapie nicht ohne Verschlechterung der Hämodynamik möglich, wird eine orale Vasodilatator-Therapie mit Prazosin oder der Kombination von Isosorbiddinitrat und Hydralazin eingesetzt und die Dosierung noch unter Kontrolle hämodynamischer Parameter eingestellt.

Eine letzte, aufwendige Möglichkeit der Kreislaufentlastung stellt die *intraaortale Gegenpulsation* dar, deren Prinzip in Abb. 22 dargestellt ist. Durch die rhythmische Blähung und Entlastung des intraaortalen Ballons wird eine bessere diastolische Perfusion von Herz und Peripherie erzielt, durch die systolische Entlastung eine Verminderung des Afterloads erreicht. Wegen des Komplikationsrisikos (Thrombose, Embolie), der nicht seltenen Kontraindikationen (schwere degenerative Gefäßveränderungen, rhythmisch instabile Lage, Alter > 70) und der bisher noch nicht ausreichend belegten therapeutischen Wirkung bleibt diese Methode für den Einsatz beim akuten Infarkt vorerst noch weitgehend experimentell und auf grö-

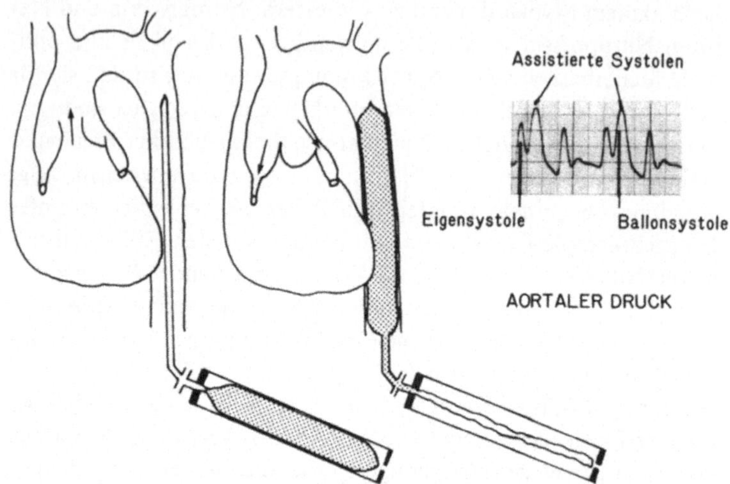

Abb. 22. Intraaortale Gegenpulsation. Durch die Entlastung eines intraaortal liegenden Ballones wird die linksventrikuläre Auswurfleistung erleichtert, durch das Aufblasen des Ballons kurz nach Aortenklappenschluß wird der diastolische Druck erhöht und damit die Koronarperfusion verbessert. Die intraarterielle Druckkurve *(rechts oben)* zeigt den Effekt der Pumpe auf den Druckverlauf

ßere Zentren beschränkt. Eine Ausnahme davon stellt der bereits heute als nützlich gesicherte Einsatz der Gegenpulsation perioperativ dar, wenn es um eine akute Revaskularisation oder Komplikationschirurgie geht (Septum-, Kammerruptur, akute Mitralinsuffizienz).

8.3.4 Mobilisation von Kreislaufreserven

Für die Reservenmobilisation bei Patienten mit low output oder kardiogenem Schock genügt in der Regel die Kenntnis dreier Substanzen. Dobutamin wird eingesetzt, wenn eine positiv-inotrope Wirkung erreicht werden soll und eine periphere Vasokonstriktion weder erwünscht noch notwendig ist. Falls allerdings schon ohne Vasodilatatortherapie die Blutdruckwerte niedrig liegen, ziehen wir Dopamin wegen seiner peripher vasokonstringierenden, renal vasodilatierenden Eigenschaft vor, was auch für die Situation beim rechtsventrikulären Infarkt gilt, bei dem der koronare Perfusionsdruck aufrechterhalten werden muß. Die Kombination mit Adrenalin bietet die stärkste, häufig allerdings auch toxische, stimulierende Wirkung auf das Schlagvolumen bei noch vertretbarer Arrhythmiebegünstigung.

Digitalispräparate werden mit der Indikation als positiv-inotrope Substanzen im akuten Infarktstadium nicht eingesetzt, da sie einerseits akut eine periphere Widerstandszunahme verursachen, das Auftreten von Arrhythmien begünstigen können und ihre positiv-inotrope Wirkung nur mit Verzögerung voll entfalten. Erst beim Übergang auf eine orale Herzinsuffizienztherapie ist Digitalis ein Bestandteil der Dreikomponenten-Behandlung, zusammen mit einem Diuretikum und dem Vasodilatator.

8.4 Spezielle Behandlungsrichtlinien

Die folgenden Richtlinien zur Behandlung der Herzinsuffizienz bei akutem Myokardinfarkt sind in Abb. 23 schematisch dargestellt. Sie stützen sich auf die unerläßliche, wiederholte klinische und/oder invasive Beurteilung der Hämodynamik.

8.4.1 Linksherzinsuffizienz ohne low output oder kardiogenem Schock

Als Basistherapie wird Nitroglycerin (Ausnahme: Blutdruck nach erstem Eintrittswert > 160/110 mmHg → Natrium-Nitroprussid) in einer Anfangsdosierung von 10 µg/min. gegeben und, je nach hämodynamischer Wirkung, bis auf maximal 400 µg/min. gesteigert (innerhalb von 1–2 Stunden). Ziel ist eine Senkung des pulmonalen Kapillardrucks auf 12–15 mmHg. Alternativ erfolgt die Steuerung der Therapie nach dem systolischen Blutdruck in Abhängigkeit vom Ausgangsblutdruck: Senkung um systolisch 5–10 mmHg bei systolischem Ausgangsblutdruck von 95–130 mmHg, um 10–30 mmHg bei 130–160 mmHg und Normalisierung bei systolischem Blutdruck > 160 mmHg. Beim Vorliegen einer Hypertonie nach dem ersten Eintrittswert (> 160/110 mmHg) sowie bei Nitroglycerinresistenz wird in analoger Weise Natrium-Nitroprussid in Dosen zwischen 10 und 200 µg/min. infundiert.

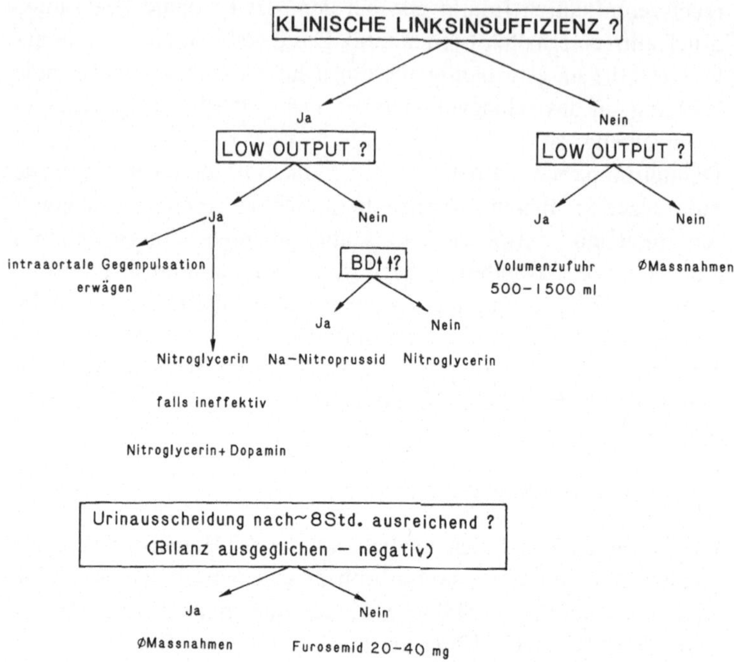

Abb. 23. Flußdiagramm zur Behandlung der Herzinsuffizienz nach akutem Myokardinfarkt. Erläuterungen im Text

Ist die Urinausscheidung nach 8 Stunden für eine ausgeglichene Bilanz nicht ausreichend, wird Furosemid, 20–40 mg i. v., gegeben und 6stündlich wiederholt. Die parenterale Vasodilatator-Therapie wird nach 48 Stunden vorsichtig abgebaut und, falls notwendig, von einer peroralen Therapie mit Prazosin in einschleichender Dosierung (Start mit 0,5 mg per os, Blutdruckkontrolle!) abgelöst. Bei nach 48 Stunden persistierender Herzinsuffizienz wird der Patient digitalisiert (Digoxin per os).

Bei Patienten, bei denen ein erhöhter linksventrikulärer Füllungsdruck vorliegt, der kardiale Index aber für den akuten Myokardinfarkt eher hoch liegt ($> 3,0/\text{min}/\text{m}^2$), ist der alleinige Einsatz von Furosemid ausreichend, da dann der begleitende Abfall des Herzminutenvolumens kaum ins Gewicht fällt oder sogar erwünscht ist.

8.4.2 Linksherzinsuffizienz mit low output
(kardialer Index < 2,0/min/m²)

Therapiebeginn mit Nitroglycerin i. v. Falls damit allein keine deutliche Besserung der Hämodynamik eintritt mit Anstieg des kardialen Index bei Abfall des pulmonalen Kapillardrucks frühzeitige Kombination mit Dobutamin (2–10 µg/kg/min.) oder Dopamin (2–15 µg/kg/min.). Nach 48 Stunden wird zunächst Dobutamin (Dopamin) schrittweise abgebaut und dann die Vasodilatator-Therapie, wie beschrieben, reduziert oder durch ein orales Therapieschema abgelöst. Bei geeigneten Patienten (Alter, Begleit- und Vorerkrankungen) ist frühzeitig der Einsatz der intraaortalen Gegenpulsation zu diskutieren (hohes Risiko der Entwicklung eines kardiogenen Schocks).

8.4.3 Linksherzinsuffizienz mit kardiogenem Schock
(systolischer Blutdruck < 90 mmHg, kardialer Index
< 2,0/min/m², Oligurie < 20 ml/h)

Ziel ist zunächst die Wiederherstellung eines ausreichenden koronaren Perfusionsdrucks. Daher Beginn der Therapie mit Dopamin (2–15 µg/kg/min), evtl. Kombination mit Adrenalin (1–10 µg/min). Dann vorsichtige Nitroglycerin-Infusion (Stopp bei Abfall des systolischen Blutdrucks). Frühzeitige Diskussion der intraaortalen Gegenpulsation. Falls mit diesen Maßnahmen keine hämodynamische Stabilisierung erreichbar ist und die Lungenstauung bedrohlich bleibt, soll der Patient intubiert und maschinell beatmet werden (cave: weiterer Abfall des Herzminutenvolumens bei Beatmung mit positiv endexspiratorischem Druck). Der Abbau der Therapie erfolgt in umgekehrter Reihenfolge, d.h. zuerst wird der Patient auf Spontanatmung umgestellt und extubiert, dann erfolgt erst die Reduktion der vasoaktiven Substanzen.
Die diretische Therapie ist erst nach Erreichen eines systolischen Drucks > 80 mmHg sinnvoll und setzt, wenn möglich, erst unter Nitroglycerin-Therapie ein.

8.4.4 Linksherzinsuffizienz bei infarktbedingter, akuter Mitralinsuffizienz

Neben der häufig bei Herzinsuffizienz mit Kardiomegalie vorhandenen sekundären Mitralinsuffizienz ist es vor allem die bei posterioren und/oder inferioren Infarkten vorkommende akute Mitralinsuffizienz, die zu einer schweren Linksherzinsuffizienz führen kann. Ein besonders dramatisches Bild bietet sich beim Abriß eines Mitralsegels bei Infarzierung eines Papillarmuskels. Die Differentialdiagnose zur Septumruptur ist nicht immer einfach, kann aber anhand der Druckkurve im pulmonalen Kapillargebiet mit stark dominanter V-Welle oder dem echokardiographischen Nachweis des Abrisses klar entschieden werden. Häufig ist ein Lungenödem die Folge der mitralen Regurgitation und des damit verbundenen Druckanstiegs im nicht adaptierten kleinen Kreislauf. Die dabei reaktiv erfolgende sympathische Stimulation führt über eine Zunahme des peripheren Widerstandes zu einer Vergrößerung des Regurgitationsvolumens. Therapieziel ist deshalb die rasche Senkung des Auswurfwiderstandes im großen Kreislauf, ohne den koronaren Perfusionsdruck kritisch zu senken. Dies wird durch die rasche Gabe von Nitroglycerin erreicht. Gleichzeitig wird damit über eine sinkende Lungenstauung eine verbesserte Sauerstoffversorgung erzielt. Besteht das Vollbild eines Lungenödems, wird zusätzlich Morphin, 5–10 mg i.v., dem in sitzender Position gelagerten Patienten (falls systolischer Blutdruck > 90 mmHg) verabreicht, die Sauerstoffzufuhr erfolgt über Maske mit 10 l/min. bis zum Eintreffen der Blutgasanalyse. Die weitere Therapie folgt den Richtlinien bei unkomplizierter Linksherzinsuffizienz. Eine chirurgische Sanierung soll, wenn immer möglich, erst nach 3–6 Wochen erfolgen.

8.4.5 Herzinsuffizienz bei Ruptur des Kammerseptums

Die Ruptur des Kammerseptums bei akutem Myokardinfarkt ist eine seltene Komplikation, meist bei Vorderwandinfarkt, die in der Regel unmittelbar zur schweren Herzinsuffizienz, oft mit kardiogenem Schock führt. Die Verdachtsdiagnose ergibt sich aus dem bedrohlichen Zustand des Patienten, dem Auskultationsbefund mit einem lauten, bandförmigen, nach rechts ausstrahlenden systolischen

Geräusch und dem Befund einer Volumenbelastung des rechten Ventrikels durch den Links-Rechts-Shunt (Palpationsbefund, breite Spaltung des 2. Herztons). Die Bestätigung der Diagnose ergibt sich aus der hohen Sauerstoffsättigung in der Arteria pulmonalis.

Durch Bestimmung der Sauerstoffsättigung im rechten Vorhof läßt sich der Sauerstoffsprung auf Höhe des rechten Ventrikels beweisen, eine Farbstoffkurve zeigt die Zeichen der frühen Rezirkulation. Typischerweise steht auch das im kleinen Kreislauf gemessene normale Herzminutenvolumen (Thermodilutionsmethode, Fick'sches Prinzip) in Diskrepanz zum schlechten klinischen Zustand des Patienten (tiefes Herzminutenvolumen im großen Kreislauf!). Die Behandlung zielt auf eine Verkleinerung des Shunt-Volumens und soll den Zeitpunkt der (immer notwendigen) chirurgischen Shuntbehebung so lange als möglich hinauszögern, wenn möglich 3–6 Wochen nach Infarkt. In erster Linie wird ein Vasodilatator (Nitroglycerin, falls ineffektiv, Natrium-Nitroprussid) in rasch steigender Dosierung eingesetzt. Der systolische Blutdruck soll dabei > 90 mmHg betragen (cave: koronare Perfusionsverminderung). Ist der Patient mit einem Vasodilatator allein nicht hämodynamisch zu stabilisieren, wird Dopamin zusätzlich verabreicht (2–15 µg/kg/min), und der Einsatz der intraaortalen Gegenpulsation vorbereitet. Bei diesem Verlauf soll die koronarographische Abklärung und die chirurgische Shunt-Occlusion mit oder ohne aorto-koronaren Bypass innerhalb von 48 Stunden erfolgen.

8.4.6 Rechtsventrikulärer Infarkt mit Rechtsherzinsuffizienz

Beim Vorliegen einer isolierten Rechtsherzinsuffizienz ist an den Spezialfall eines rechtsventrikulären Infarkts (inferior und/oder posterior), evtl. unter Einbezug des Halteapparates der Trikuspidalklappe zu denken. Da häufig linksventrikulär gleichzeitig nur tiefe diastolische Füllungsdrucke erreicht werden, kann zusätzlich ein low output oder sogar ein Schock bestehen. Die Therapie besteht in einer großzügigen Flüssigkeitszufuhr zur Erhöhung des linksventrikulären Füllungsdrucks, auch bei massiv erhöhtem zentralvenösem Druck. Selten ist dann in zweiter Linie der Einsatz von Dopamin notwendig (2–15 µg/kg/min). Falls dann immer noch ein linksventrikulärer low output persistiert, kann eine Trikuspidalinsuffizienz durch Papillarmuskelabriß die Ursache sein (Klappenersatz diskutieren).

8.4.7 *Hypotonie und low output ohne Stauungszeichen*

Von den bisher besprochenen Formen der Herzinsuffizienz abzugrenzen ist das Vorliegen einer Hypotonie und allenfalls eines low output bei Hypovolämie, die nicht immer nur Folge einer vorbestehenden diuretischen Therapie oder der analgetischen und gleichzeitigen vasodilatatorisch wirkenden Behandlung ist. Beim Fehlen aller Stauungszeichen führt die parenterale Flüssigkeitszufuhr (erste 500 ml als 5prozentige Glukoselösung, danach onkotisch wirksamer Volumenersatz) zur raschen Behebung der Hypotonie. Eine Monierung der hämodynamischen Werte soll durchgeführt werden, wenn der Volumenbedarf über 750 ml liegt.

Praktisches Vorgehen

Diagnostik

1. Prüfe die Einordnung des Patienten:

Linksherzinsuffizienz?
Zeichen für low output
oder Schock?

Isolierte Rechtsherzinsuffizienz?
Zeichen der akuten
Mitralinsuffizienz oder
Septumruptur?

Hypotonie ohne Stauungs-
zeichen?

2. Ist der Herzrhythmus adäquat? (Atropin 0,5–1 mg i.v., evtl. Schrittmacher bei Herzinsuffizienz und Bradykardie, Therapie tachykarder Rhythmusstörungen vgl. Kapitel über antiarrhythmische Therapie).
3. Korrektur und Vermeidung negativ-inotroper Effekte (pH, Elektrolytstörungen, Medikamente etc.).
4. Indikation zur invasiven hämodynamischen Kontrolle bei den klinischen Zeichen einer beträchtlichen Linksherzinsuffizienz, bei isolierter Rechtsherzinsuffizienz mit low output, bei Hypotonie ohne Stauungszeichen, persistierend nach 750 ml Volumenzufuhr.

Linksinsuffizienz

Linksinsuffizienz ohne low output und Schock: Nitroglycerin, 10–400 µg/min i.v. Ziel: Normalisierung des pulmonalen Kapillardrucks oder: systolischer Blutdruckabfall 5–10 mmHg bei Ausgangsblutdruck von 95–130 mmHg, um 10–30 mmHg bei Ausgangsblutdruck von 130–160 mmHg, Normalisierung bei systolischem Blutdruck > 160 mmHg.

Bei arterieller Hypertonie (Blutdruck > 160/110 mmHg nach erstem Eintrittswert) oder Nitroglycerinresistenz: Natrium-Nitroprussid, 10–200 µg/min. i.v.

Furosemid, 20–40 mg i.v. 6stündlich (falls Flüssigkeitsbilanz nach 8–12 Stunden nicht ausgeglichen oder negativ).

Linksherzinsuffizienz mit low output (kardialer Index < 2,0 l/min/ m²): Nitroglycerin bzw. Natrium-Nitroprussid i.v. (vgl. oben), zusätzlich Dobutamin, 2–10 µg/kg/min oder Dopamin (2–15 µg/kg/min) falls Nitroglycerin allein nicht effektiv.

Prüfe Einsatz der intraaortalen Gegenpulsation!

Kardiogener Schock: Dopamin, 2–15 µg/kg/min i.v., dann Beginn mit Nitroglycerin, 10–400 µg/min, falls damit kein systolischer Blutdruckabfall erfolgt.

Prüfe Einsatz der intraaortalen Gegenpulsation!

Falls keine hämodynamische Stabilisierung, Intubation und maschinelle Beatmung (Abbau der Therapie in umgekehrter Reihenfolge).

Isolierte Rechtsherzinsuffizienz mit Hypotonie. Parenterale Zufuhr bis zu 500 ml Glukose 5%, dann onkotisch wirksamer Volumenersatz

Falls ineffektiv, zusätzlich Dopamin, 2–15 µg/kg/min.

Hypotonie ohne Stauungszeichen. Intravenöse Flüssigkeitszufuhr bis 500 ml Glukose 5%, dann onkotisch wirksamer Volumenersatz.

Persistierende Herzinsuffizienz. Übergang auf orale Therapie nach 48–72 Stunden unter hämodynamischer Kontrolle. Reihenfolge: Diuretikum, Vasodilatator, Digoxin.

Angepaßte Mobilisierung (verlängertes Mobilisationsschema). Kontrolle von Rhythmusstörungen und Leistungsfähigkeit vor Austritt, engmaschige ambulante Kontrollen.

Herzinsuffizienz nach akutem Myokardinfarkt bedeutet hohes Früh- und Spätrisiko!

Literatur

1. Weber K. T., Ratshin R. A., Janicki J. S., Rackley C. E., Russell R. O.: Left ventricular dysfunction following acute myocardial infarction. Am. J. Med., 1972, 54: 697
2. Forrester J. S., et al.: Medical therapy of acute myocardial infarction by application of hemodynamic subsets. New Engl. J. Med., 1976, 295: 1356, 1404
3. Kupper W., Bleifeld W., Hanrath P., Mathey D., Effert S.: Left ventricular hemodynamics and function in acute myocardial infarction: Studies during the acute phase, convalescence and late recovery. Am. J. Med., 1977, 40: 900
4. Bleifeld W.: Hämodynamik beim Myokardinfarkt. Internist, 1980, 21: 662
5. Leinbach R. C.: Right ventricular infarction. J. cardiovasc. Med., 1980, 499
6. Awan N. A., Amsterdam E. A., Mason D. T.: Vasodilator therapy in acute myocardial infarction: Enhancement of cardiac function and potential to limit infarct size. Am. Heart J., 1981, 101: 516
7. Bertel O.: Der optimale linksventrikuläre Füllungsdruck nach akutem Myokardinfarkt. Schweiz. med. Wschr., 1981, 111: 977
8. Dirschinger W. R. J.: Standardtherapie des akuten Myokardinfarkts. III. Maßnahmen bei hämodynamischen Komplikationen. Herz, 1981, 6: 25
9. O'Rourke M. F., Norris R. M., Campbell T. J., Chang V. P., Sammel N. L.: Randomized controlled trial of intraaortic balloon counterpulsation in early myocardial infarction with acute heart failure. Am. J. Cardiol., 1981, 47: 815
10. Loeb H. S., Gunnar R. M.: Treatment of pump failure in acute myocardial infarction. JAMA, 1981, 245: 2093

9 Allgemeine Therapie bei akutem Herzinfarkt

O. Bertel und F. Follath

9.1 Schmerzbehandlung

Der Schmerz stellt einen massiven Streß dar und führt zur sympathischen Stimulation, die über vermehrte Katecholamin-Ausschüttung das Infarktareal vergrößern kann und Rhythmusstörungen durch direkte Einwirkung an der Herzmuskelzelle oder aber über die hämodynamischen und metabolischen Folgen begünstigt. Ziele der Schmerzbehandlung sind also

- die Schmerzfreiheit des Patienten,
- die Verminderung der Myokardischämie,
- die Verhinderung der sympathischen Gegenregulation und deren Auswirkungen.

Therapeutische Richtlinien. Die Schmerzbehebung beim akuten Infarkt ist eine Notfallmaßnahme. Sie hat so früh als möglich einzusetzen und muß sich, um einen raschen Erfolg zu erzielen, eines stark wirksamen Medikamentes mit wenig negativ-inotropen und atemdepressiven Effekten bedienen.

Morphin erfüllt diese Bedingungen weitgehend und besitzt zudem eine – durchaus erwünschte – sedierende Wirkung. Es wird in intravenösen Einzeldosen von 5–10 mg verabreicht. Wegen seiner parasympathomimetischen Wirkung erfolgt bei einer vorbestehenden Bradykardie die Kombination mit 0,5 mg Atropin. Je nach Körpergewicht und Sedation des Patienten wird bei persistierendem Schmerz die Morphingabe nach 15 Minuten wiederholt.

Bleibt die Morphin-Behandlung ohne ausreichenden Erfolg, wird eine Nitroglycerin-Therapie begonnen. Sie setzt mit einer Infusion mit 10 µg/min. (Alternative: Sublingualkapseln in 5minütigen Ab-

ständen) ein, mit dem Ziel der Ischämiebehebung. Die Angriffs-
punkte sind dabei die Verminderung der Vor- und Nachbelastung,
die Behebung von Koronarspasmen sowie der verbesserte Kollatera-
len-Flow in Ischämiegebiete. Die Steuerung der Nitroglycerin-
Therapie erfolgt nach dem systolischen Blutdruck, der bei normotensiven Patienten nicht um mehr als 10–20 mmHg, jedenfalls aber
nicht unter 95 mmHg sinken soll.

Bei rezidivierenden Schmerzen nach Behebung des initialen Infarktschmerzes wird Nitroglycerin als Medikament erster Wahl eingesetzt
und bei weiteren Rezidiven durch einen Calcium-Antagonisten (Nifedipin, 3 × 10 bis 3 × 30 mg per os) ergänzt und später abgelöst.

Bei nicht herzinsuffizienten Patienten liegt die zur Zeit maximale
medikamentöse Therapie in einer Kombination von Nifedipin und
einem Beta-Blocker zusätzlich zur parenteralen Nitroglycerin-Gabe.
Hat dieses Therapieschema Erfolg, ist damit auch der Übergang auf
eine orale Langzeittherapie eingeleitet.

Bei den oft schweren Schmerzen einer den Infarkt begleitenden Perikarditis werden einmalig 40 mg Methylprednisolon verabreicht. Zur
Fortsetzung der Therapie wird ein nicht steroidales Antirheumatikum gewählt, um nicht durch weitere hohe Steroidgaben die Gefahr
einer Ventrikelruptur zu erhöhen.

Nicht ganz selten sind die Schmerzen während des akuten Infarktstadiums so schwer, daß sie trotz adäquater Sedation und der ge-
schilderten Maßnahmen ohne Beeinträchtigung der Atmung nicht
ausreichend beherrscht werden können. In diesen Fällen bewährt
sich die Applikation einer 20–50prozentigen Lachgassauerstoffmi-
schung. Dies geschieht durch Selbstadministration mit Maske durch
den Patienten unter Assistenz einer Schwester. Um eine isometrische
Anstrengung des Patienten möglichst zu vermeiden, wird die Maske
an einem Gummizug, z. B. am Bettgalgen, fixiert, so daß der Patient
zwanglos das Gasgemisch atmen kann. Bei dieser Anwendungsform
sind keine nachteiligen Veränderungen der Hämodynamik zu beobachten.

Sind therapierefräktäre schwere oder wiederholte Schmerzen Ausdruck einer persistierenden oder erneuten Ischämie oder einer Infarktausdehnung (erneuter Enzymanstieg), so ist der Einsatz der intraaortalen Gegenpulsation zu erwägen. Erst wenn diese Maßnahme
keine Stabilisierung bringt oder wenn während der Entwöhnungs-

phase eine erneute Destabilisierung eintritt, ist die unverzügliche koronarographische Abklärung im Hinblick auf die akute Revaskularisation zu erwägen.

9.2 Antihypertensive Therapie

Der arterielle Blutdruck ist einer der wichtigsten Faktoren für den myokardialen Sauerstoffverbrauch. Bei Patienten mit akuter koronarer Herzkrankheit kann deshalb eine abnorme linksventrikuläre Belastung bei Hypertonie die ischämischen Bezirke weiter vergrößern und so den klinischen Verlauf ungünstig beeinflussen. Besonders bei Herzinsuffizienz führt der erhöhte Auswurfswiderstand zur hämodynamischen Verschlechterung mit Abnahme des Schlagvolumens und Dilatation der linken Kammer. Da der erhöhte O_2-Bedarf nicht durch eine entsprechende Steigerung der Koronardurchblutung ausgeglichen wird, nimmt bei jeder Erhöhung der Wandspannung das O_2-Defizit weiter zu. Eine Senkung des arteriellen Blutdrucks ist demnach eine sinnvolle therapeutische Maßnahme, die eine symptomatische Besserung und möglicherweise auch einen zusätzlichen kardioprotektiven Effekt erzielen sollte. Es ist allerdings zu berücksichtigen, daß ein plötzlicher übermäßiger Druckabfall auch die gegenteiligen Folgen haben kann, wenn der Perfusionsdruck für die Koronararterien unter eine kritische Grenze reduziert wird. Diese variiert von Fall zu Fall und ist vor allem vom vorherigen Blutdruckwert und vom Ausmaß der Gefäßstenosen abhängig.
Eine initiale Blutdruckerhöhung ist bei Patienten einer Herzüberwachungsstation sehr häufig feststellbar. Der starke Brustschmerz, die Angst und die mit der Hospitalisation verbundene psychische Erregung resultieren in einer verstärkten Stimulation des sympathischen Nervensystems mit Erhöhung der zirkulierenden Katecholaminkonzentration und Zunahme des peripheren Gefäßwiderstandes. Diese anfängliche Hypertension verschwindet in den meisten Fällen sobald Analgetika und Sedative verabreicht werden. Man sollte daher in der ersten Stunde nach Spitaleintritt nur excessive Blutdruckwerte behandeln und den Blutdruckverlauf unter der analgetischen Therapie kontrollieren. Erst bei persistierenden Blutdruckwerten > 160/ 110 mmHg ist eine medikamentöse Behandlung einzuleiten.

Zur antihypertensiven Therapie bei akuter koronarer Herzkrankheit eignen sich die Calcium-Antagonisten besonders gut, da diese Medikamente nicht nur eine ausgeprägte periphere Vasodilatation bewirken, sondern auch den myokardialen Sauerstoffbedarf senken und einen eventuellen Koronarspasmus beheben können. Ihre Effektivität bei arterieller Hypertension ist während der letzten Jahre in mehreren Studien nachgewiesen worden. Das Nifedipin (Adalat) hat den Vorteil, daß es im Gegensatz zum Verapamil (Isoptin) die sinoaurikuläre und atrioventrikuläre Reizleitung nicht beeinflußt und deshalb problemlos mit anderen Medikamenten, wie Betablocker oder Antiarrhythmika, kombiniert werden kann. Bei sublingualer Gabe treten die pharmakologischen Wirkungen innert weniger Minuten auf, aber auch aus dem Magen-Darm-Trakt wird das Nifedipin bereits nach 30–60 Minuten zum größten Teil resorbiert. Das Verapamil wäre bei gleichzeitigen supraventrikulären Rhythmusstörungen vorzuziehen.

Eine Blutdrucksenkung läßt sich selbstverständlich auch durch intravenöse infundierte Vasodilatantien (Nitroglycerin oder Natriumnitroprussid) erreichen. Bei klinisch manifester Herzinsuffizienz wird eine solche Therapie eventuell aus hämodynamischen Gründen frühzeitig eingesetzt, wobei dann eine genauere Kreislaufüberwachung erforderlich ist.

Clonidin (Catapresan) oder Methyldopa (Aldomet) sind alternative Medikamente zur antihypertensiven Therapie, vor allem wenn ein Patient bereits früher mit diesen Substanzen ausreichend kontrolliert werden konnte. Dihydralazin (Nepresol) und Hydralazin (Apresolin) sind als alleinige Therapie in der akuten Phase der koronaren Herzkrankheit weniger günstig, da die regelmäßig auftretende reflektorische Tachykardie den myokardialen Sauerstoffbedarf erhöht. In Kombination mit einem Betablocker sind allerdings auch diese Vasodilatantien gut anwendbar.

9.3 Antikoakulation

Wenige therapeutische Interventionen sind bei akuter koronarer Herzkrankheit so umstritten wie die Antikoagulation. Von totaler Ablehnung bis zur routinemäßigen Heparinisierung aller Patienten

wurden verschiedene Meinungen verfochten. Neuerdings ist die
Tendenz zur Anwendung der gerinnungshemmenden Medikamente,
zumindest als Thromboembolieprophylaxe während der akuten
Krankheitsphase, eher etwas zunehmend. Venöse Thrombosen,
Lungenembolie und systemische Embolien treten bei bettlägerigen
Patienten auch auf der Herzüberwachungsstation vermehrt auf und
können wesentlich zur Morbidität und Mortalität beitragen. Vor al-
lem wandständige Thromben bei ausgedehnten transmuralen Infarkten sind für die nicht selten beobachteten cerebrovaskulären Insulte verantwortlich, die in vielen Fällen permanente neurologische
Residuen hinterlassen. Solche Komplikationen lassen sich durch
eine Heparin-Therapie vermeiden. Eine zusätzliche Behandlung mit
Kumarin-Derivaten ist bis zur vollen Mobilisierung des Patienten
ebenfalls zu empfehlen, wenn keine Kontraindikationen für eine
Antikoagulation bestehen.
Die Verabreichung von Heparin erscheint auch in Fällen mit instabiler Angina pectoris sinnvoll, um eine fortschreitende Koronarthrombose und damit eine Myokardnekrose zu verhindern. Neuere patho-
logisch-anatomische Untersuchungen und koronarographische Studien im akuten Infarktstadium sprechen dafür, daß okklusive Wand-
thromben häufig eine wesentliche Rolle in der Infarktentstehung
spielen. Es bestehen jedoch bis heute keine eindeutigen Beweise dafür, daß die Antikoagulation tatsächlich den klinischen Verlauf der
instabilen Angina pectoris beeinflußt.
Besonders problematisch ist die Frage der Langzeitantikoagulation
nach Myokardinfarkt mit dem Ziel einer Sekundärprophylaxe.
Mehrere negativ verlaufene Studien stehen den ausgezeichneten Re-
sultaten von Löliger et al. in Holland gegenüber, die gezeigt haben,
daß eine orale Antikoagulantientherapie die Reinfarkthäufigkeit signifikant reduziert. Eine entscheidende Voraussetzung ist allerdings,
daß die Prothrombinwerte dauernd in einem optimalen Bereich liegen, was nur durch sorgfältigste Kontrollen und gute Mitarbeit des
Patienten zu erreichen ist. Diese Tatsache erklärt die unterschiedlichen Resultate in verschiedenen Studien, denn die entsprechende
Qualität bei der Therapieeinstellung konnte in den meisten Arbeiten
nicht gewährleistet werden. Wir empfehlen heute bei Patienten unter
70 Jahren eine 6monatige orale Antikoagulation nach Myokardinfarkt, wenn keine Kontraindikationen, wie arterielle Hypertension,

Ulkuskrankheit oder hämatologische Störungen vorliegen. Über eine eventuelle Fortführung der oralen Antikoagulation sollte nach dieser Zeit, je nach Ergebnis der Prothrombinkontrollen, individuell entschieden werden.

9.4 Intrakoronare Thrombolyse

Ein akuter Myokardinfarkt ist häufig durch eine frische Koronararterienthrombose bedingt. Nach der Beobachtung von Rentrop, daß die mechanische Rekanalisation eines Thrombus mit einem Katheterführungsdraht die drohende myokardiale Nekrose abwenden konnte, wurden an mehreren Zentren Therapieprotokolle zur Akutlyse von thrombosierten Koronararterien bei Patienten mit Zeichen eines frischen Infarktes entwickelt. Dabei müssen folgende Voraussetzungen berücksichtigt werden.

- Eine Lyse ist nur sinnvoll, wenn sie lebensfähiges Myokard erhalten kann. Die Zeit vom Gefäßverschluß bis zur irreversiblen Nekrose schwankt beim Menschen in der Größenordnung von einer halben Stunde bis zu 12 Stunden, da sie von der Kollateralenversorgung abhängt, die gelegentlich für das Existenzminimum an Sauerstoff sorgt, auch wenn im EKG die Zeichen einer Myokardnekrose vorhanden sind.
- Die Wiedereröffnung einer verschlossenen Koronararterie kann von spezifischen Komplikationen gefolgt sein. Die tierexperimentell beobachteten Arrhythmien bei Rekanalisation scheinen beim Menschen keine große Bedeutung zu haben, dagegen ist die Ausbildung eines hämorrhagischen Infarktes eine ernste, manchmal tödliche Komplikation.
- Die Vorbedingungen für die Koronarthrombose bestehen auch nach erfolgreicher Lyse häufig weiter (Stenosen, schlechter peripherer „run off"). Damit ist eine relativ hohe Wiederverschlußrate vorgegeben. Thrombosen sind die häufigsten, aber nicht einzigen Auslöser eines Infarktes.

Der Versuch zur Lyse eines frischen Koronararterienverschlusses soll also möglichst bald und im allgemeinen vor Ablauf von 4 Stunden nach Beginn der Symptome eines sich abzeichnenden transmu-

118

ralen Infarktes (EKG) beginnen. Die Lyse kann durch intrakoronare Applikation der Streptokinase oder Urokinase erfolgen oder mit etwas geringeren Erfolgsaussichten systemisch. In beiden Fällen aber muß mit einem generalisierten fibrinolytischen Effekt gerechnet werden. In 80% wird das verschlossene Gefäß wieder eröffnet. In 20% der erfolgreich behandelten Patienten kommt es zu einem neuerlichen Verschluß, so daß einige Zentren dazu übergegangen sind, je nach koronarographischem Befund nach der erfolgreichen Lyse eine koronare Bypass-Operation oder eine transluminale Dilatation anzuschließen. Gelingt die Gefäßeröffnung vor einer definitiven Schädigung des Myokards, ist mit einer raschen Verbesserung der Pumpfunktion zu rechnen, so daß die Idee geäußert wurde, bei jedem Patienten im kardiogenen Schock innerhalb der ersten Stunden nach Infarkt den Versuch zur – sei es auch systemischen – Fibrinolyse zu machen.

Die bisherigen Behandlungsergebnisse lassen noch keinen definitiven Schluß auf den Stellenwert der neuen Behandlungsmethode und ihre möglichen gefährlichen Begleiteffekte zu, so daß es richtig erscheint, sie an wenigen Zentren weiter sorgfältig zu evaluieren. Sollte sich die systemische Lyse als ähnlich erfolgreich wie die intrakoronare erweisen, wäre auch ein gewichtiger Nachteil, die Beschränkung auf speziell eingerichtete Spitäler, beseitigt und zusätzlich ein wichtiger Zeitgewinn erzielt.

9.5 *Weitere Behandlungsrichtlinien*

Neben detaillierten Behandlungsvorschlägen zur Schmerzbekämpfung, zur Antikoagulation, zur Behandlung von Rhythmusstörungen und hämodynamischen Problemen in der akuten Infarktphase sind einige allgemeine Prinzipien für die Herzstation festzulegen.

Die *Sedation* (Valium, 5–20 mg/d) soll in der Frühphase des Herzinfarktes individuell, aber sehr freizügig erfolgen. Interaktionen mit der Schmerztherapie (Morphin) und die Grundsätze aus dem Kapitel „Die psychologischen Probleme auf der Herzstation" sind dabei zu berücksichtigen.

Die *Sauerstoffgabe* mit 4 Liter per Nasensonde erfolgt bis zur Schmerzfreiheit des Patienten, bei komplizierten Infarkten wird danach die Menge und Notwendigkeit der Sauerstoffzufuhr anhand der arteriellen Blutgasanalyse überprüft. Nur bei Lungenödem erhält der Patient von Anfang an 100% Sauerstoff.

Mit Ausnahme der ersten 24 Stunden erhält der Patient auf der Herzstation die spitalsübliche *Ernährung*. Am ersten Tag darf der Patient Flüssiges zu sich nehmen (geringere Belastung, Reanimationssituationen in den ersten 24 Stunden gehäuft). Insulinpflichtige Diabetiker erhalten vom Eintritt weg ihre vorgeschriebene Diät. Generell soll die tägliche Zufuhr 6,3 MJ (1500 kcal) nicht überschreiten und in kleinen Portionen verabreicht werden (5–6 Mahlzeiten). Die früher übliche, drastische Einschränkung der Flüssigkeitszufuhr auf weniger als 1000 ml ist nicht gerechtfertigt. Bei den meist älteren Patienten ist eine höhere Zufuhr zur Aufrechterhaltung der Diurese sinnvoll (1 500 ml). Damit läßt sich auch in der Regel jedes quälende Durstgefühl vermeiden. Liegt eine Herzinsuffizienz vor, richtet sich die Flüssigkeitszufuhr nach der unter diuretischer Therapie gemessenen Flüssigkeitsbilanz.

Der tägliche mühelose *Stuhlgang* soll mit Quellsubstanzen, allenfalls einem Klysma, erreicht werden. Bei völlig komplikationslosem Verlauf ist die Toilette auf dem Nachtstuhl nach den ersten 24 Stunden erlaubt.

9.6 Psychologische Probleme auf der Herzstation

9.6.1 Ausgangslage

Der Herzinfarkt und andere akute kardiovaskuläre Erkrankungen bedeuten einen plötzlichen Einbruch des alltäglichen Lebens. Die berechenbare Existenz ist bedroht. Bei vielen Patienten ist dem Lebensgefühl der Machbarkeit, dem Leben auf die Zukunft hin die Grundlage entzogen. Das bisher Erreichte erscheint gefährdet. Spital und Intensivstationen sind die äußeren Zeichen, daß es ernst steht. Schmerz, Übelkeit und Atemnot unterstreichen das Erlebnis der Gefährdung bis hin zum Bewußtsein unmittelbarer Todesgefahr. Unbestimmte Angst, aber auch konkrete Befürchtungen um die körperliche, die berufliche und die materielle Existenz sind die Folge. Befürchtungen um den krankheitsbedingten Verlust der bisherigen

Stellung in Familie und Beruf und den Verlust der körperlichen und sozialen Potenz verstärken das Gefühl der Hilflosigkeit.

9.6.2 Das Verhalten des Patienten

In der Konfrontation mit seiner Krankheit durchläuft der Patient folgende wesentliche Phasen. Die Anerkennung des Krankseins mit all seinen Konsequenzen, die Phase der Abhängigkeit und schließlich die Rückkehr in den Alltag. Der Weg durch diese Phasen ist mit mehr oder weniger großen Schwierigkeiten verbunden. Während des Aufenthaltes auf der Herzstation spielen vor allem Konflikte der ersten Phase – Innewerden des Krankseins – und der zweiten Phase, des Abhängigseins, eine Rolle, während Konflikte der dritten Phase vor allem in der späten Hospitalisationsperiode und in der Nachhospitalisationszeit in den Vordergrund treten.

Ziel der mit dem Eintritt des Patienten beginnenden Rehabilitation ist es, dem Patienten die Auseinandersetzung mit der Krankheit und die Verarbeitung der Ängste zu erleichtern und so die Voraussetzung zu schaffen, daß das Krankheitserlebnis in ein tragfähiges Lebenskonzept integriert wird, das nicht bei nächster Gelegenheit einstürzt. Dafür ist für das Personal auf der Herzstation die Kenntnis einiger typischer Reaktionen wichtig, von denen die meisten einen Versuch zur Abwehr der Bedrohung durch Krankheit oder eine Regression in die Passivität darstellen, die aber deshalb nicht als abnorm zu betrachten sind.

Die Verleugnung. Die Tatsache der ernsten Erkrankung ist für den Patienten emotional zunächst unannehmbar und wird geleugnet. Dies äußert sich durch Bagatellisieren der eigenen Beschwerden oder die unrealistische Erwartung der baldigen Entlassung. Geplant wird, als ob nichts geschehen wäre. Pflegerische oder ärztliche Maßnahmen werden als übervorsichtig oder überhaupt unnötig empfunden. Beim Pflegepersonal entsteht der Eindruck des „uneinsichtigen Patienten", dem Patienten „dem es ja gut geht", der scheinbar ohne Rücksicht belastbar ist.

Die Regression. Die bisherige Existenz wird als zerbrochen empfunden. Der Patient flüchtet sich zurück in Abhängigkeit, Passivität,

Schutzbedürftigkeit. Er sucht, er verlangt Pflege. Für das Personal ist es oft der „verwöhnte Patient", der sich alles machen läßt, der oft „unanständig fordernd" erscheint, der oft durch sein Verlangen nach Zuwendung heftige Ablehnung provoziert.

Die Isolierung. Da die Auseinandersetzung mit den Konsequenzen der neuen Situation den Patienten überfordert, sucht er die Problematik auf einen bestimmten, möglichst überschaubaren Teilaspekt zu begrenzen und verleugnet die tiefer reichenden Auswirkungen. Dieser isolierte Teilaspekt wird auf einem rationalen Niveau bearbeitet wie eine Büroaufgabe. Der Patient erscheint gefaßt, verlangt prozentuale Risikoangaben, plant Genesung und Rehabilitation. Begleitet wird diese Rationalisierung oft von einer Flucht in den Aktivismus. Im Bewußtsein der Unentbehrlichkeit werden Geschäfte per Telephon vom Bett aus wieder aufgenommen, die Angehörigen finden sich zum Befehlsempfang ein.

Die Identifikation mit dem Aggressor. Die Identifikation mit dem Aggressor ist ein nicht seltener Abwehrmechanismus des von vorneherein Unterlegenen, der sich mit der bedrohlichen, als Aggression empfundenen Übermacht des andern konfrontiert, durch eine Übernahme dieser Verhaltensweise zu wehren versucht. Wie für ein Kind ist das Erlebnis der eigenen Hilflosigkeit für den Patienten oft überwältigend, die Übermacht der Umgebung (Schwestern, Ärzte) wird als bedrohlich empfunden. Sie wird scheinbar durch heftiges eigenes Auftrumpfen vermindert. Dieses nach außen als arrogantes Benehmen, Disziplinlosigkeit und Widersetzlichkeit erscheinende Verhalten ist ein scheinbarer Ausweg aus der eigenen Ohnmacht. Der als unangenehm empfundene, auf Privilegien pochende Patient ruft bei seinen Betreuern oft heftige Reaktionen hervor, die ihn dann in seiner Hilflosigkeit noch mehr bedrohen.

Panik. Eine allen Ratschlägen entgegenlaufende blinde Flucht, das Verlassen des Spitals auf eigene Verantwortung nach Unterschreiben einer Verzichterklärung scheint manchmal für den Patienten die einzige Möglichkeit, einer als auswegslos empfundenen Situation zu entkommen und der Auseinandersetzung mit dem neuen Problem zu entgehen. Ebenfalls ein Ausdruck der Panik ist die Selbstaufgabe, entsprechend dem Totstellen, die geistige Immobilisation in Hoffnungslosigkeit als Reaktion auf die überflutende Angst.

Auf diese Verhaltensweisen, die in wechselndem Ausmaß und in wechselnder Zusammenstellung erscheinen können, nicht nur reflexhaft zu reagieren, sondern die eigenen Reaktionen zu überdenken und sinnvoll anzupassen, ist eine Grundvoraussetzung für die Rehabilitation des Patienten. Diese Reflexion eigenen Verhaltens soll nicht auf den Einzelnen beschränkt bleiben, sondern auch das Behandlungsteam in seinem Auftreten dem Patienten gegenüber betreffen.

9.6.3 Grundregeln für das Verhalten zum Patienten auf der Herzstation

Stereotype Verhaltensweisen und Gesprächsformen werden vom Patienten als solche erkannt und verletzen. Sätze wie: „Wie geht es uns?" und „Es wird schon wieder werden" demonstrieren eine tiefe Gleichgültigkeit, die den Patienten zur Abwehr treibt. Andererseits muß es dem Patienten überlassen bleiben, die Distanz zur Schwester und zum Arzt zu bestimmen. Hilfe darf nicht aufgedrängt werden, wie dies oft von „Helfern" geschieht, die helfen, um sich der eigenen Hilflosigkeit nicht bewußt zu werden.

Dem Patienten muß Regression ermöglicht werden, die die Auseinandersetzung mit der Angst erleichtert. Dies setzt voraus, daß dem Patienten vom Eintritt weg das Gefühl der Sicherheit und Ruhe vermittelt wird. Dies gilt äußerlich durch den Hinweis auf EKG und hämodynamische Überwachung: „Es ist alles unter Kontrolle". Im weiteren aber muß der Patient das Gefühl der emotionellen Sicherheit vermittelt bekommen: er muß Zuwendung erfahren, er muß sich jederzeit auf die Wahrheit der Information verlassen können. Er darf von der Umgebung nicht allein gelassen werden, ohne daß sie ihn dabei zu sehr bedrängt. Die Trostlosigkeit mitfühlen und herausbegleiten, nicht trösten ist die Aufgabe von Arzt und Schwestern. Das Personal der Station darf nicht nur reagieren. Die Reflexion des eigenen Verhaltens soll dem einzelnen selbstverständlich werden. Bei „Problempatienten" muß Raum zur Reflexion innerhalb der Gruppe sein, der sich zwanglos bei der Verordnungsvisite außerhalb des Patientenbereichs ergibt.

Dem Patienten muß die psychische Verarbeitung der neuen Situation erleichtert werden. Dabei spielt die medikamentöse Sedation in der Frühphase der Hospitalisation zur Angstlösung eine wichtige Rolle. Information über die Krankheit und ihren Verlauf soll erstmals bei Eintritt und dann täglich erfolgen. Gleichzeitig muß dem Patienten regelmäßig eine Gesprächsmöglichkeit im möglichst kleinen Kreis angeboten werden, wo auch Ängste des Patienten zur Sprache kommen können. Dem Kranken wird durch den Beginn der Rehabilitation vom Eintritt weg die Perspektive in die Zukunft gewiesen.

Praktisches Vorgehen

Vorgehen bei Eintreffen des Patienten auf der Herzstation

Schwestern und Arzt gehen ruhig und rasch vor. Jede Maßnahme wird dem Patienten fortlaufend erläutert.

1. Anlegen von EKG-Elektroden und Monierung des EKG.
2. Sauerstoffgabe, 4 Liter per Sonde oder 10 Liter per Maske bei Schmerz oder Atemnot.
3. Einlegen einer flexiblen Kanüle in eine Vorderarmvene.
4. Blutdruckmessung.
5. Kurzanamnese. Erste, allgemein gehaltene Information an den Patienten durch den Arzt, den Sinn der spezialisierten Station und der laufenden Maßnahmen betreffend.
6. Blutabnahme aus der Venenkanüle: Kreatinphosphokinase, Kalium, Kreatinin, Hämoglobin, Leukocyten.
7. Bei Schmerz und/oder Lungenödem unverzüglicher Therapiebeginn.
8. Genaue klinische Beurteilung der Kreislauffunktionen. Entscheidung über invasive hämodynamische Monierung und Beurteilung der Notwendigkeit der weiteren Sauerstoffgabe.
9. Beginn der Standardtherapie mit Antikoagulation (Heparin), Sedation (Valium) etc.

Schmerzbekämpfung

1. Initialer Infarktschmerz: 5–10 mg Morphin intravenös, wenn Herzfrequenz < 60/min zusätzlich 0,5 mg Atropin i.v.
   Bei andauernden Schmerzen Morphingabe nach 15 Minuten wiederholen.
   Falls erfolglos, Nitroglycerin i.v. (Beginn mit 10 µg/min) unter Blutdruckkontrolle (Limite: systolischer Blutdruck 95 mmHg oder systolischer Blutdruckabfall 10–20 mmHg bei normotensiven Patienten).
2. Bei rezidivierenden ischämischen Schmerzen: Nitroglycerin in obiger Dosierung.
   Falls nicht ausreichend, 3 × 20 mg Nifedipin per os, wenn erfolglos und keine Kontraindikation, Kombination mit einem Beta-Blocker.

3. Nicht beherrschbare Schmerzen: 20–50prozentige Lachgas-Sauerstoffmischung per Maske (routinemäßigen Einsatz mit Anästhesie absprechen).
   Einsatz der intraaortalen Gegenpulsation erwägen, falls damit keine Stabilisierung oder erneute Destabilisierung während Entwöhnungsphase (2–3 Tage später), akut Abklärung im Hinblick auf chirurgische Revaskularisation.
4. Schmerz bei Infarktperikarditis: Methylprednisolon, 40 mg i.v., Fortsetzung mit nichtsteroidalem Antirheumatikum.

Behandlung der Hypertension

1. Bei initialer Blutdruckerhöhung, Schmerzbekämpfung mit Morphin und Nitroglycerin. Wiederholte Kontrollen während 1–2 Stunden.
2. Bei persistierenden Blutdruckwerten > 160/110 mmHg Nifedipin (Adalat) 10 mg p.o.; wenn innert ½ Stunde keine Blutdrucksenkung erneut 10–20 mg p.o.
3. Bei gleichzeitiger Linksinsuffizienz, intravenöse Nitroglycerininfusion (Beginn mit 10–20 µg/min).

Antikoagulation

1. Thromboembolieprophylaxe mit Heparin (20000–30000 Einh./24 h als intravenöse Infusion) bei Patienten mit Myokardinfarkt oder bei instabiler Angina pectoris. Initial zusätzlich 5000 Einh. i.v. Bei relativer Kontraindikation bis zur Mobilisierung low-dose Heparin 10000 Einh./24 h i.v. als Infusion.
2. Orale Antikoagulation bis zur vollständigen Mobilisierung mit Phenprocoumon (Marcoumar) oder Acenocoumarol (Sintrom).
3. Dauerantikoagulation während 6 Monaten bei Patienten < 70 Jahre, wenn keine Kontraindikationen vorhanden sind. Nach dieser Zeit sollte die Kumarin-Behandlung nur bei optimaler Kontrolle (> 70% der Quick-Werte im therapeutischen Bereich) fortgesetzt werden.

Verhalten zum Patienten auf der Herzstation

1. Verzicht auf allgemeine Formeln. Dem Patienten soll das Angebot der Erreichbarkeit und des Gesprächs gemacht, aber keine Hilfe aufgedrängt werden.
2. Die Information des Patienten erfolgt vom Eintritt weg der Wahrheit entsprechend und zunehmend umfassend. Dem Patienten soll ausdrücklich das Gefühl der Sicherheit im somatischen (Monitoring) und im emotionellen Bereich vermittelt werden. Diskussionen und Erwägungen zum „Fall" im Bereich des Kranken sollten vermieden werden.
3. Regelmäßige Reflexionen des Verhaltens des Pflegepersonals, besonders gegenüber „Problempatienten".
4. Ausreichende Sedation, die die Krankheitsverarbeitung erleichtert, aber nicht verunmöglicht.
5. Beginn der somatischen und psychischen Rehabilitation am 1. Tag nach Herzinfarkt.

Literatur

1. Chalmers, T. C., Matta, R. J., Smith, H. Jr., Kunzler, Anne-Marie: Evidence favoring the use of anticoagulants in the hospital phase of acute myocardial infarction. New Engl. J. Med. 297: 1091–1096 (1977)
2. de Vries, W. A., Tijssen, J. G. P., Loeliger, E. A., Roos, J.: A double-blind trial to assess long-term oral anticoagulant therapy in alderly patients after myocardial infarction. Lancet II: 989–994 (1980)
3. Rentrop, P., Blanke, H., Köstering, H., Karsch, K. R.: Intrakoronare Streptokinase-Applikation beim akuten Infarkt und instabiler Angina pectoris. Dtsch. med. Wschr. 105: 221 (1980)
4. Mathey, D. G., Kuck, K. H., Tilsner, V., Krebber, H. H., Bleifeld, W.: Nonsurgical coronary artery recanalization in acute transmural myocardial infarction. Circulation 63: 489 (1981)
5. Rentrop, P., Blanke, H., Karsch, K. R., Kaiser, H., Köstering, H., Leitz, K.: Selective intracoronary thrombolysis in acute myocardial infarction and unstable angina pectoris. Circulation 63: 307 (1981)
6. Schröder, R., Biamino, G., von Leitner, E. R.: Intravenous shorttime thrombolysis in acute myocardial infarction. Circulation 64 (Abstract) (1981)
7. Perry, S., Viederman, M.: Management of emotional reactions to acute medical illness. Med. Clin. N. Am. 65: 3 (1981)
8. Klapp, B., Freyberger, H.: Psychosomatik der Intensivmedizin. Dtsch. med. Wschr. 106: 227 (1981)

10 Weitere Komplikationen bei akutem Myokardinfarkt

R. Ritz

10.1 Perikarditis

Die Häufigkeit einer nach akutem Myokardinfarkt auftretenden Perikarditis wird mit 10–40% angegeben, wahrscheinlich bleibt sie weit häufiger klinisch unerkannt. Die Perikarditis hat diagnostische Bedeutung und kann eine Quelle weiterer Komplikationen wie rezidivierende Schmerzen oder Perikardtamponade sein.

10.1.1 Pathophysiologie

Eine erste, früh auftretende Form der Perikarditis entspricht der entzündlichen Reaktion des Perikards direkt über der Gegend des nekrotischen Myokardgewebes (Periinfarkt – Perikarditis), sie ist daher in ihrem Ausmaß lokalisiert; sie tritt meist, aber nicht nur, bei transmuraler Infarzierung des Myokardes auf. Der Entstehungsmechanismus einer vom Infarktgebiet entfernten Perikarditis im Frühstadium des frischen Herzinfarktes ist unklar und selten.

Davon abgegrenzt werden muß die später, eine Woche bis mehrere Monate nach dem Myokardinfarkt auftretende, meist generalisierte Perikarditis. Sie ist wahrscheinlich als eine hypersensitive Reaktionsform auf verletztes Myokardgewebe zu betrachten und am ehesten als Autoimmun-Krankheit einzustufen (Dressler Syndrom).

10.1.2 Klinisches Bild

Stunden, häufiger 1–3 Tage nach Beginn der Infarkt-Symptomatik tritt ein erneuter Thoraxschmerz auf, welcher oft durch Positionsveränderung (Aufsitzen) vermindert werden kann und nicht selten atemabhängig ist.

Allgemeinsymptome wie Fieber und Sinustachykardie können auch bei dieser früh auftretenden, entzündlich bedingten Form der Perikarditis vorhanden sein; sie sind differentialdiagnostisch aber bei einem zu Grunde liegenden Infarkt nicht sicher verwertbar.

Bei der *Untersuchung* steht das klassischerweise dreiteilige Reibegeräusch (Ventrikelsystole, rasche frühdiastolische Kammerfüllung und praesystolische Vorhofkontraktion) im Vordergrund, oft ist jedoch nur der systolische Geräuschanteil auskultierbar. Das Geräusch kann in seiner Intensität mit der Atmung schwanken, mit der Körperposition oder auch spontan rasch wechseln; ein Reibegeräusch kann auch bei einer Perikarditis der Hinterwand gehört werden.

Im EKG kann sich die Perikarditis in einer vorübergehenden ST-Hebung und/oder T-Inversion manifestieren, evtl. in den Ableitungen, in welchen die spiegelbildlichen ST-Senkungen des Infarktes zu erwarten wären (Differentialdiagnose).

Differentialdiagnostisch muß der Schmerz von einer weiteren Infarktausdehnung, einer Lungenembolie, einer Pneumonie mit pleuraler Beteiligung, einer Refluxoesophagitis und einem früh beginnenden Dressler Syndrom abgegrenzt werden, das Geräusch von neu aufgetretener Klappeninsuffizienz und Kammerseptumruptur. Eine radiologisch feststellbare Größenzunahme des Herzens kann ein Hinweis auf Ergußbildung bei Perikarditis bzw. ein Haematoperikard unter Antikoagulation sein, meist ist der echokardiographische Untersuchungsbefund entscheidend.

Im weiteren *Verlauf* ist die den Myokardinfarkt begleitende Perikarditis innert Tagen meist selbstlimitierend. Selten erfordert sie bei zunehmender Ergußbildung die Behebung der Tamponade.

Vereinzelt findet ein fließender Übergang in ein frühbeginnendes Dressler Syndrom statt. Klinisch setzt sich dieses von der einfachen Begleitperikarditis ab, indem die Schmerzperioden bis zu Monaten wiederkehren können, meist begleitet von stärkeren Allgemeinsymptomen wie Fieber, Schwäche, Pneumonie, Polyserositis, Leukozytose.

10.1.3 Therapeutische Richtlinien

Verläuft die früh auftretende, den frischen Myokardinfarkt begleitende Perikarditis ohne wesentliche Schmerzen, so erübrigt sich eine
Behandlung. Stehen Schmerzen im Vordergrund, hat sich in der Praxis die Verabreichung von 1 × 40 mg Methylprednosolon bewährt,
falls notwendig gefolgt von der Gabe von Antiphlogistika oder Sali-
cylaten. Auf eine eventuelle Interaktion mit vasoaktiven oder antihypertensiven Medikamenten ist zu achten.
Eine eventuell begonnene Antikoagulation ist abzusetzen, sofern das
perikarditische Geräusch 24 Stunden nach Auftreten weiterhin hör-
bar ist sowie bei Auftreten eines Perikardergusses.
Zur Behandlung eines Dressler Syndroms soll zuerst ein Versuch mit
Antiphlogistika durchgeführt werden, häufig wird jedoch der Einsatz von Corticosteroiden (50–100 mg Methylprednisolon tägl. bis
zur Symptomfreiheit) notwendig sein.

10.2 Perikardtamponade und Kammerruptur

Nach frischem Myokardinfarkt ist die zunehmende Perikardtamponade durch Ergußbildung weniger häufig als die perakute Tamponade durch Kammerruptur. Etwa 10% der Spitaltodesfälle nach
akutem Infarkt sind auf eine Ruptur der infarzierten Ventrikelwand
zurückzuführen.

10.2.1 Klinisches Bild

Die Klinik der langsam, meist über Stunden entstehenden Perikardtamponade durch Ergußbildung bei Perikarditis besteht in den Zeichen der Einflußstauung sowie der Schlagvolumenabnahme mit arterieller Hypotension und reflektorischer Tachykardie.
Bei der Untersuchung ist die Feststellung eines Pulses paradoxus
wichtig: physiologischerweise wird bei der Blutdruckmessung mittels Manschette der erste Ton zunächst lediglich während der exspi-
ratorischen Atemphase gehört, durchgehend, d.h. auch in Inspirati-
on tritt dieser erste Korotkow'sche Ton erst bei einem – höchstens
10–15 mmHg – tieferen Druckwert in Erscheinung. Bei zunehmender Tamponade übersteigt diese Amplitude 15 mmHg.

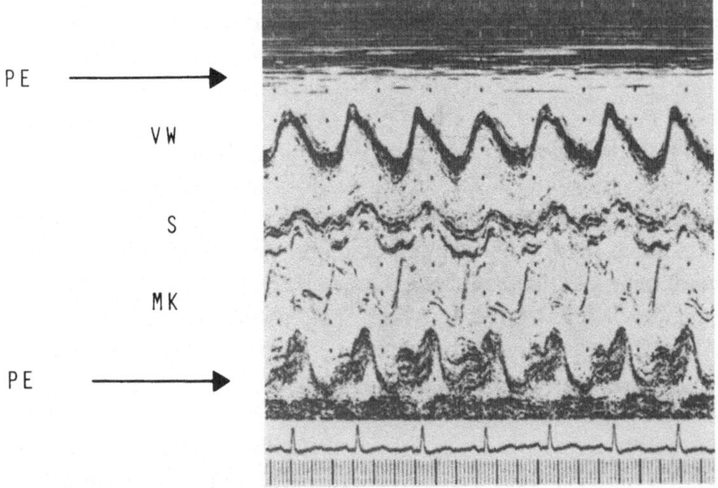

Abb. 24. Perikarderguß im Echokardiogramm (*PE*, Perikarderguß; *VW*, Vorderwand; *S*, Septum; *MK*, Mitralklappe)

Zeichen der Einflußstauung, leise Herztöne bei der Auskultation und Niedervoltage im EKG evtl. kombiniert mit elektrischem Pulsus alternans, sowie Größenzunahme des Herzschattens im Thoraxröntgenbild sind Ausdruck des Ergusses, praktisch beweisend ist der Nachweis mittels Echokardiogramm (Abb. 24).
Wird der Patient invasiv moniert, lassen sich als Charakteristika der Perikardtamponade gleiche Druckwerte im rechten Vorhof, enddiastolisch im rechten Ventrikel, pulmonal-diastolisch und im Kapillargebiet messen.
Differentialdiagnostisch lassen die Zeichen der Einflußstauung und der Schlagvolumenabnahme an backward und forward failure bei komplizierender Herzinsuffizienz oder beginnendem kardiogenem Schock denken. Der Pulsus paradoxus kann auch allein durch schwere Dyspnoe anderer Genese, Lungenembolie, hypovolaemischen Schock oder Überdruckbeatmung bedingt sein.

Die Kammerruptur ist häufiger bei Erstinfarkt und bei vorbestehender systemischer Hypertension, sie tritt meist in den ersten 10 Tagen nach Infarktbeginn auf, oft nach protrahiertem Schmerzverlauf.

Neben der häufigsten Form der Kammerruptur mit perakutem Verlauf, einschließlich Tamponade, elektromechanischer Dissoziation und Tod innert Minuten, kommt es seltener zur über Stunden zunehmenden Perikardtamponade durch Sickerblutung. Als weitere Form kann die ebenfalls seltene mehrzeitige Ruptur bezeichnet werden; stufenweise bildet sich im Bereiche der infarzierten Stelle eine pseudoaneurysmatische Ausbuchtung der Kammerwand aus, die plötzlich rupturieren kann. Nur die zweite Form von Kammerruptur mit allmählich entstehender Perikardtamponade und zunehmender Behinderung der diastolischen Kammerfüllung mit Abnahme des Schlagvolumens hat therapeutische Erfolgschancen.

Klinisch ist die Kammerruptur an der elektromechanischen Dissoziation erkennbar: ohne Prodromi wird der Patient schlagartig bewußtlos, Pulse sind keine mehr palpabel bei erhaltenem elektrischem Rhythmus. Andere, zum Syndrom der elektromechanischen Dissoziation führende Komplikationen eines Infarktes entsprechen einem Pumpversagen bei zunehmender Herzinsuffizienz oder nach schwerwiegenden Rhythmusstörungen.

Eine Sonderform der Ruptur im Infarktgebiet ist *die Septumruptur*. Dabei entsteht ein Links-rechts-Shunt. Dies führt regelmäßig zu einer schweren hämodynamischen Belastung beider Kammern. Es finden sich hier also keine Tamponadezeichen, sondern die der biventrikulären Herzinsuffizienz. Diagnose und Therapie siehe Kapitel „Herzinsuffizienz nach akutem Herzinfarkt".

10.2.2 Therapeutische Richtlinien

Die Behandlung der bedrohlichen Perikardtamponade besteht in der Entlastungspunktion. Eine evtl. begonnene Antikoagulation muß sofort aufgehoben werden. Ist eine Perikardpunktion nicht dringend, kann eine vorsichtige und hämodynamisch überwachte Volumenzufuhr, evtl. kombiniert mit der Verabreichung positiv inotroper Substanzen, versucht werden. Die Entlastung erfolgt klassischerweise durch Nadelpunktion mit subxiphoidaler Einstichstelle unter EKG-Kontrolle. Möglicherweise wird sich künftig auch die parasternale Punktion mit Einlage eines Verweilkatheters durchsetzen, die Ergußentleerung kann auf diese Art stufenweise und wiederholt erfolgen.

Intraventrikuläre wandständige Thromben entstehen beim frischen Infarkt am häufigsten im Bereiche aneurysmatischer Veränderungen, sie bilden sich aber auch direkt über der verletzten Stelle eines transmuralen, seltener eines nicht transmuralen subendokardialen Myokardinfarktes. Ausgehend von diesen thrombotischen Maßen kann eine Embolisierung in den großen Kreislauf, selten bei rechtsventrikulärem Infarkt auch in den Lungenkreislauf, Tage bis Wochen nach dem akuten Ereignis stattfinden.

Als Folge der arteriellen Embolisierung kann die entsprechende Organmanifestation zunächst im Vordergrund stehen, insbesondere können z. B. bei stumm verlaufendem Infarkt neurologische Symptome primär zur Einweisung wegen cerebrovaskulären Insultes führen.

Aufgrund größerer Studien dürfte die Häufigkeit von arteriellen Embolisierungen ohne Antikoagulation bei 3–4%, mit Antikoagulation bei 1–2% der Infarktpatienten liegen. Autoptisch fanden sich bei Antikoagulation nur halb soviel wandständige Thromben wie auch periphere Embolien, verglichen mit Situationen ohne vorausgehende Antikoagulation.

Das Vorkommen einer tiefen Phlebothrombose der unteren Extremitäten oder im Bereiche des Beckens nach akutem Myokardinfarkt wird mit 30–35% angegeben, wenn aktiv danach gesucht wird (Jod-Fibrinogentest). Als praedisponierender Faktor muß neben Immobilisation, Alter, Übergewicht und vorbestehendem Venenleiden auch ein mit dem Infarkt direkt in Zusammenhang stehender Mechanismus angenommen werden, da die Inzidenz bei gleichbetreuten Patienten mit nachträglich nicht nachgewiesenem Infarkt deutlich geringer ist. Wahrscheinlich spielen Pumpfunktion des Herzens und Strömungsgeschwindigkeit des Blutes eine wesentliche Rolle bei der Entstehung venöser Thrombosen, möglicherweise kommt eine Hyperkoagulabilität des Blutes bei Herzinfarkt hinzu.

Die Bedeutung einer Verhinderung von Phlebothrombosen und vor allem der Lungenembolien ist offensichtlich. Prophylaxe und Therapie von Parietalthrombosen, arteriellen und venösen Embolien durch Antikoagulation wurden im Kapitel „Antikoagulation" besprochen.

Praktische Gesichtspunkte

Perikarditis
Diagnostik
- Thoraxschmerz oft positions- und atemabhängig,
- evtl. Allgemeinsymptome (Fieber, Tachykardie),
- Reibegeräusch (1- bis 3teilig),
- EKG mit ST-, T-Veränderungen,
- Echokardiographie (Perikarderguß),

Therapie
a) *Perikarditis*
   Ohne Schmerz: keine Behandlung.
   Mit Schmerz:
   - 1 × 40 mg Methylprednisolon i.v.,
   - evtl. Antiphlogistica, Salicylate,
   - nach 24 Std. Antikoagulation stop.
b) *Dressler Syndrom*
   - Antiphlogistica, Salicylate,
   - Kortikosteroide (bis symptomfrei).

Perikardtamponade und Kammerruptur
Diagnostik
Subakut:
- zunehmende Perikardtamponade mit Zeichen der Einflußstauung
  und Schlagvolumenabnahme (Hypotension, Tachykardie);
- Pulsus paradoxus;
- leise Herztöne, Niedervoltage im EKG, Größenzunahme des
  Herzschattens im Röntgenbild.
Perakut:
elektromechanische Dissoziation, Tod innerhalb Minuten

Therapie
Subakut:
- Entlastungspunktion,
- Antikoagulation stop,
- überbrückend vorsichtig Volumenzufuhr,

134

– evtl. positiv inotrope Substanzen,
– evtl. chirurgische Sanierung.

Perakut: keine möglich.

Parietalthrombose und Embolie

Diagnostik: Organmanifestation der systemischen Embolisierung, meist cerebrovasculärer Insult oder akuter Arterienverschluß in einer Extremität, oft bei klinisch stummem Infarkt.

Prophylaxe und Therapie: Antikoagulation.

Literatur

1. Thadani, U., Chopra, M.P., Aber, C.P., Portal, R.W.: Pericarditis after acute myocardial infarction. Br. Med. J. 2: 135 (1971)
2. Dressler, W.: The post myocardial infarction syndrome: A report on 45 cases. Arch. Int. Med. 103: 28 (1956)
3. Kossowsky, W.A., Epstein, P.J., Levine, R.S.: Post myocardial infarction syndrome: an early complication of acute myocardial infarction. CHEST 63: 35 (1973)
4. Heierli, B., Anderes, U., Follath, F.: Diagnose und Therapie der Herztamponade. Schweiz. med. Wschr. 111: 735 (1981)
5. Veterans Administration cooperative clinical trial: Anticoagulants in acute myocardial infarction. JAMA 225: 724 (1973)

11 Rehabilitation nach Myokardinfarkt

F. Burkart

Unter dem Begriff der Rehabilitation verstehen wir die Wiedereingliederung des Patienten nach durchgemachter akuter Phase der koronaren Herzkrankheit, sowohl was seine körperliche Leistungsfähigkeit wie auch seine soziale Wiedereingliederung betrifft. Wir unterscheiden dabei zwei Phasen:
- Mobilisierungsphase,
- Rekonvaleszenzphase.

Da sich der Patient durch den Herzinfarkt sowohl in seiner Existenz wie auch in seinem Beruf bedroht fühlt, ist die Rehabilitation besonders am Beginn auch ein psychologisches Führungsproblem. Sie beginnt schon mit der Eröffnung der Diagnose, deren Beschreibung zumindest die nahe Zukunft mitbeinhalten soll. Ein weiteres wichtiges Problem ist die Tatsache, daß in der Regel der Patient während der akuten Krankheit und in der Rekonvaleszenz von verschiedenen Ärzten verantwortlich behandelt wird; nämlich vom Intensivarzt, vom Stationsarzt, vom Arzt im Rehabilitationszentrum und schließlich wiederum vom Hausarzt. Die ärztlichen Vorschriften und Prognosen müssen deshalb aufeinander abgestimmt sein. Sie müssen klar umschrieben sein, ohne den nächstfolgenden Kollegen in seiner Handlungsfreiheit unnötig zu beschränken und trotzdem dem Patienten das Gefühl der Sicherung und einheitlichen Führung nach klaren Prinzipien vermitteln. Daher ist es unumgänglich, die einzelnen Empfehlungen und Maßnahmen dem Patienten als nützliche Therapien zu erklären, ohne sich anzumaßen, den einzig richtigen Weg vorgeschlagen zu haben.

11.1 Die Mobilisierungsphase

11.1.1 Dauer der Hospitalisation

Wie in den vorherigen Kapiteln beschrieben, treten sowohl Herzinsuffizienz wie Rhythmusstörungen als mögliche Komplikationen in den allermeisten Fällen während der ersten 2–3 Tage auf. Das Vorhandensein bzw. Fehlen dieser Komplikationen beeinflußt die Hospitalisationsdauer (Abb. 25). Bei gesicherter Diagnose soll dem Patienten diese auf für ihn verständliche Art mitgeteilt werden. Gleichzeitig muß er erfahren, daß er während der ersten Tage zur Überwachung auf der Herzstation bleibt, um allfällige Komplikationen, welche im einzelnen nicht beschrieben werden sollten, behandeln zu können. Bei fehlenden Komplikationen kann die Entlassung nach

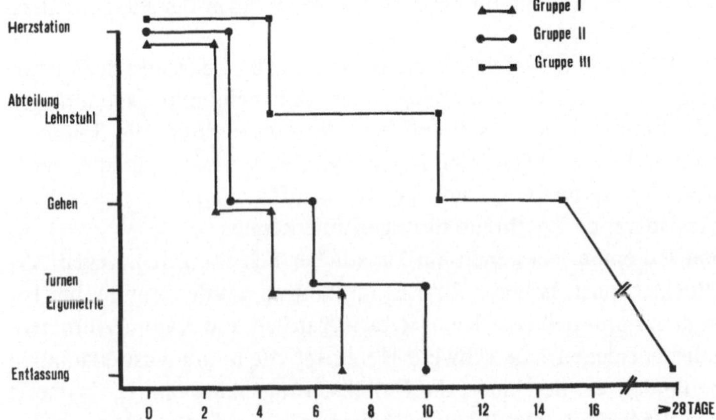

Abb. 25. Dauer der Mobilisierung nach Myokardinfarkt. Die Zuteilung in die drei Gruppen erfolgt nach Art und Ausmaß der auf der Herzstation beobachteten Komplikationen.
Gruppe I: keine Herzinsuffizienz bei der Entlassung aus der Herzstation, keine behandlungsbedürftigen Rhythmusstörungen, keine protrahierten Schmerzen.
Gruppe II: nur leichte Herzinsuffizienz im Zeitpunkt der Entlassung, nicht schwere behandlungsbedürftige Rhythmusstörungen.
Gruppe III: schwere persistierende Herzinsuffizienz, bradykarde Rhythmusstörungen mit Schrittmacher-Bedürftigkeit, Kammertachykardien und Kammerflimmern 24 Stunden und später nach Auftreten des Infarktes

48 bis 72 Stunden auf eine allgemeine Spitalabteilung erfolgen. Bei Auftreten behandlungsbedürftiger Rhythmusstörungen ist eine etwas längere Beobachtungsdauer angezeigt; bei einer schweren Herzinsuffizienz richtet sich der Aufenthalt auf der Herzstation nach dem Verhalten der Hämodynamik, beträgt jedoch im Minimum 4 Tage. Verlaufen die Schmerzen nicht protrahiert, besteht keine Herzinsuffizienz und sind keine Rhythmusstörungen vorhanden, so ist die Frühletalität derart gering, daß der Patient nach wenigen Tagen aus dem Spital entlassen werden kann. So wurde in einer amerikanischen Arbeit gezeigt, daß es bei dieser Situation bei über 500 Patienten zu keinem Todesfall im nachfolgenden Hospitalisationsaufenthalt kam. Im Prinzip wäre deshalb eine Entlassung aus der Herzstation in die Rekonvaleszenz direkt denkbar. Sofern jedoch nicht schon während der Herzstationsphase eine Mobilisierung erfolgt, sollte diese auf einer allgemeinen Abteilung während weniger Tage unter Überwachung durchgeführt werden, bevor der Patient entlassen wird.

Bei Patienten mit leichter Herzinsuffizienz im Zeitpunkt der Entlassung aus der Überwachung oder mit behandlungsbedürftigen Rhythmusstörungen während der Akutphase erfolgt die Spitalentlassung bei uns nach 8–10 Tagen. Während dieser Zeit ist es möglich, den weiteren Verlauf der Herzinsuffizienz zu beurteilen bzw. persistierende Rhythmusstörungen zu erkennen.

Bei Patienten, bei denen ein künstlicher Schrittmacher wegen AV-Blockierungen höheren Grades implantiert werden mußte, bei Patienten mit repetitiven Kammertachykardien und Kammerflimmern oder bei denen eine schwere Herzinsuffizienz mit Vasodilatantien behandelt wurde, dauert die Mobilisierungsphase länger, das heißt 3–4 Wochen, und muß häufig individuell festgelegt werden.

11.1.2 Physiotherapie

Während der Mobilisierung kommt der Physiotherapie eine wichtige Rolle zu. In einer ersten Phase wird durch leichte dynamische Übungen die Entwicklung einer Muskelatrophie verhindert. Auch erfolgt, besonders bei älteren Patienten, der zunehmend längere Spaziergang unter physiotherapeutischer Führung. Daran schließen sich gymnastische Übungen im Turnsaal und ergometrische Belastungen von 50 bis 75 Watt auf dem Fahrradergometer an. Dabei gewöhnt sich der Patient, der nach wenigen Tagen der Herzstation schon seine Immobilisierung realisiert hat, wiederum an die körperliche Belastung. Auch wird ihm die Angst vor längeren Spaziergängen in der Rekonvaleszenz oder vor dem Treppensteigen zu Hause genommen. Eine Abstimmung mit langsamer Steigerung der Physiotherapie auf das Entlassungsdatum und damit eine Koordination des Physiotherapeuten mit dem Arzt ist sehr wichtig. Für die medikamentöse Therapie der Herzinsuffizienz und der Rhythmusstörungen sei auf die entsprechenden Kapitel verwiesen.

11.2 Risikoeinschätzung für den weiteren Verlauf

Die Letalität ist in den verschiedenen Phasen nach Myokardinfarkt stark unterschiedlich. So ist sie in den ersten Tagen nach Auftreten des Schmerzes relativ hoch, wie in Abbildung 26 dargestellt. Sie

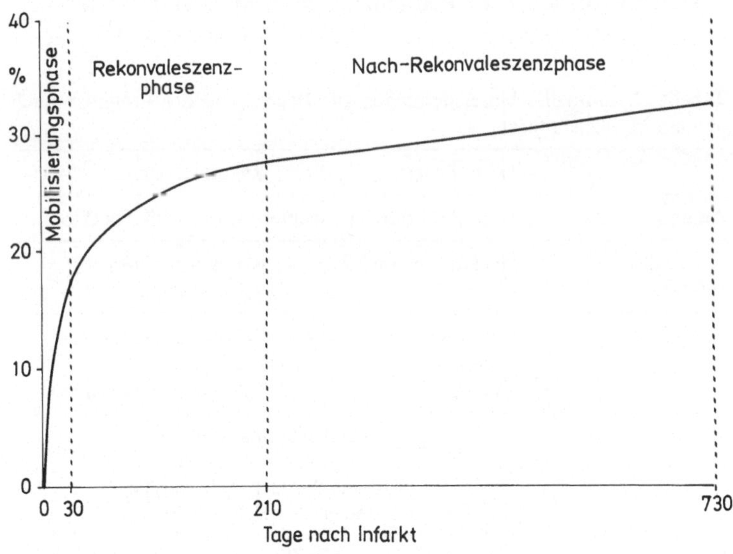

Abb. 26. Schematisierter Kurvenverlauf der Letalität nach Myokardinfarkt während der ersten zwei Jahre

flacht während der Rekonvaleszenzphase ab und verläuft nach 6–7 Monaten linear für die nächsten Jahre. Aus diesen Gründen ist es sinnvoll, das Risiko in den verschiedenen Phasen erneut zu beurteilen. In Kapitel „Akuter Myokardinfarkt" wurde schon auf die prognostische Beurteilung aufgrund von Eintrittsdaten nach dem Norris-Index oder der Hämodynamik während der Akutphase eingegangen. Sowohl bei der Entlassung aus der Herzstation, dem Spital sowie vor Wiederaufnahme der Berufsarbeit sollte die Prognose bei jedem einzelnen Patienten mit der Bestimmung der dafür relevanten Faktoren erneut evaluiert werden. Dabei müssen im Prinzip folgende Faktoren beurteilt werden:

- Anamnese,
- Größe des Infarktes,
- Persistenz ischämischer Gebiete,
- Herzfunktion,
- Rhythmusstörungen.

In Tabelle 12 sind die einzelnen Untersuchungsmöglichkeiten für die akute und die Rekonvaleszenz-Phase zusammengestellt. Die Anamnese, die klinische Beurteilung, das Verhalten im Elektrokar-

Tabelle 12. Sinnvolle Untersuchungen zur Beurteilung der Prognose nach akutem Myokardinfarkt

	Akute Phase	Rekonvaleszenz
Anamnese	Alter, Zahl durchgemachter Infarkte, Risikofaktoren	
Größe des Infarktes	Ausdehnung im EKG max. CPK	Koronarogramm Ventrikulogramm
Persistierende Ischämie	Protrahierte Schmerzen Angina pectoris Grad IV	Belastungsangina Ergometrie Thalliumszintigraphie
Herzfunktion	Klinische Beurteilung Echokardiographie Radionuclidventrikulographie Einschwemmkatheter	Belastungstest
Rhythmusstörungen	Klinik Überwachung	24-Stunden Holter-EKG

diogramm und im Enzymverlauf wurde im Kapitel „Der akute Myokardinfarkt" eingehend besprochen und es soll deshalb nicht nochmals darauf eingegangen werden. Im Folgenden sollen die ergometrische Untersuchung nach Myokardinfarkt, die Beurteilung der
Kammerfunktion, der Rhythmusstörungen und die Implikationen
aus diesen Untersuchungsresultaten besprochen werden.

11.2.1 Der Ergometrie-Test

Die Untersuchung sollte nur unter laufender EKG- und Blutdruck-
Kontrolle durchgeführt werden. Die Belastungsstufen sind zu Be-
ginn niedrig zu wählen (25 bis 50 Watt). Als Abbruchkriterien gelten
eine starke Zunahme der ST-Senkung auf 3 mm oder mehr, eine frische ST-Hebung als Ausdruck einer funktionellen Dyskinesie unter
Belastung, komplexe Rhythmusstörungen und ein systolischer Blutdruckabfall, sowie das Auftreten einer Angina pectoris.
Bei fehlenden Veränderungen der ST-Strecke in Relation zum Ruhe-
EKG bei 100 bis 150 Watt ist eine wesentliche Ischämie eines vom
Infarkt nicht betroffenen Gebietes wenig wahrscheinlich. Bei nicht
interpretierbarem Elektrokardiogramm (Schenkelblock, Digitalis)
kann diese Frage eventuell durch eine Thallium-Szintigraphie beant-
wortet werden. Eine deutliche ST-Hebung spricht für eine unter Be-
lastung auftretende Dyskinesie der infarzierten Kammerwand. Ein
Blutdruckabfall ist ein alarmierendes Zeichen einer deutlichen Verschlechterung der linksventrikulären Funktion; in einem solchen
Fall ist die szintigraphische oder angiographische Beurteilung der
Kammerfunktion angezeigt. Schließlich weisen auch unter Belastung auftretende Rhythmusstörungen auf zusätzliche ischämische
Gebiete hin.
Gleichzeitig gibt die erreichte Wattzahl Auskunft über die globale
Herzfunktion nach durchgemachtem Infarkt. Sie ist besonders bei
der Beurteilung über die Wiederaufnahme einer körperlich belasten-
den Arbeit ein nützliches Kriterium.

11.2.2 Beurteilung der Kammerfunktion

Für die Kammerfunktion hat die Größe des Infarktes nicht mehr die
gleiche Bedeutung wie in der akuten Phase der koronaren Herz-

krankheit, wenn sie auch immer noch einen wesentlichen Parameter bildet. Für die subakute und chronische Phase ist das Kompensationsvermögen der noch funktionstüchtigen Kammermuskulatur wesentlich. Auf die klinische Beurteilung der Herzinsuffizienz soll hier nicht nochmals eingegangen werden – siehe Kapitel „Der akute Herzinfarkt" und „Herzinsuffizienz nach akutem Myokardinfarkt". Es sei einzig vermerkt, daß ein jetzt im Stehen durchgeführtes Röntgenthoraxbild sowohl die Beurteilung für die subakute Phase wie auch der eventuell späteren Rezidive erleichtert, und deshalb vor Entlassung des Patienten durchgeführt werden soll.

Exakter als bei der klinischen Beurteilung kann die Herzfunktion mit
– dem Echokardiogramm,
– der Radionuclidventriculographie und
– der Druckmessung
erfaßt werden.

Im Echokardiogramm können die systolischen und diastolischen Durchmesser sowohl der linken wie der rechten Kammer registriert werden. Daraus läßt sich die Austreibungsfraktion berechnen. Dabei ist allerdings Vorsicht am Platze, da akinetische oder dyskinetische Areale besonders im Spitzenbereich nicht erfaßt werden und damit das Resultat verfälschen können. Mit der biplanen Echokardiographie ist diese Gefahr deutlich geringer und eine bessere Beurteilung besonders im zeitlichen Ablauf möglich.

Eine technisch aufwendigere, jedoch exaktere Untersuchung ist die Radionuclidventrikulographie mit Technetium 99m. Mit dieser Untersuchung können Austreibungsfraktion in Ruhe und in der Rekonvaleszent-Phase zusätzlich unter Belastung wie auch die regionale Kontraktilität der Wand direkt beurteilt werden. Bei Status nach Infarkt ist die globale Austreibungsfraktion häufig erniedrigt und steigt unter körperlicher Belastung im Gegensatz zum normalen nicht oder nur sehr gering an. Bei zusätzlicher Ischämie eines anderen Gefäßgebietes fällt die Austreibungsfraktion ab. Damit ermöglicht diese Untersuchung nicht nur eine Beurteilung der Herzfunktion sondern auch eventuell persistierender Ischämien.

Mit der seit einigen Jahren zunehmend häufiger geübten Einschwemmkatheter-Technik nach Swan-Ganz kann von der Ellenbeuge aus oder mittels Punktion der Vena subclavia ein Ballon-

Katheter vorgeschoben werden, der es ermöglicht, die Drucke im rechten Vorhof und in der Arteria pulmonalis sowie die zentral-venöse Sauerstoffsättigung zu bestimmen sowie mittels Thermodilutionstechnik das Herzminutenvolumen zu messen. Wird der Ballon aufgeblasen, so okkludiert er das Gefäß und mißt damit den kapillären Druck im Lungengebiet. Dieser entspricht dem linksaurikulären Druck, der seinerseits bei normaler Mitralklappenfunktion Ausdruck des linksventrikulären end-diastolischen Druckes ist. Mittels Injektion von eisgekühlter Kochsalzlösung in den rechten Vorhof kann über einen an der Spitze liegenden Thermistor der Temperaturabfall gemessen und mittels Computer direkt als Herzzeitvolumen in Litern pro Minute abgelesen werden. Damit ist es möglich, in Kenntnis von Schlagvolumen und links- bzw. rechtsaurikulärem Füllungsdruck die Funktion beider Kammern zu beurteilen. Schließlich können durch Messung des pulmonal-arteriellen Mitteldruckes und Beurteilung des peripher-arteriellen Druckes invasiv oder mittels Manschette die pulmonalen und peripheren Widerstände berechnet werden. Für die große Mehrheit der Infarkt-Patienten ist die Kenntnis dieser Daten nicht notwendig, sie kann aber bei kompliziertem Verlauf zur optimalen Führung der Therapie unumgänglich werden.

11.2.3 Beurteilung der Rhythmusstörungen

Zwei bis drei Wochen nach Myokardinfarkt sollte mittels eines Langzeit-Elektrokardiogramms über 24 Stunden das eventuelle Vorhandensein persistierender Rhythmusstörungen erfaßt werden. Für die ventrikulären Extrasystolen wird dabei meist die Gradierung von Lown (Abb. 16) verwendet, bei den supraventrikulären Rhythmusstörungen werden paroxysmale Tachykardien oder Salven supraventrikulärer Extrasystolen erfaßt.

11.2.4 Implikationen

Eine Herzinsuffizienz leichteren Grades stellt eine relative Kontraindikation zur sekundären Prophylaxe mit Beta-Blockern dar. Eine schwere Herzinsuffizienz ist eine Kontraindikation zu einem aktiven Rehabilitationsprogramm in einem entsprechenden Zentrum. Das Vorhandensein oder der Verdacht zusätzlicher ischämischer Areale sollte bei guter Kammerfunktion und bei jüngeren Patienten eine invasive Abklärung mit der Frage einer eventuellen Operation induzieren. Das Gleiche gilt für Patienten mit einer Angina pectoris. Bei diesen Patienten ist die präoperative Abklärung vor dem Rehabilitationsaufenthalt durchzuführen und dieser auf die Zeit nach der Operation zu verschieben. Bei schwerer, inoperabler Situation, ist mit einem Aufenthalt in einem Rehabilitationszentrum keine Besserung zu erwarten und deshalb auch aus psychologischen Gründen darauf zu verzichten.

Persistierende Rhythmusstörungen werden gehäuft bei Patienten mit beeinträchtigter Kammerfunktion gefunden. Sie sind jedoch auch ein unabhängiger Risikofaktor, wobei es allerdings bis jetzt nicht gelungen ist, trotz signifikanter Reduktion von Rhythmusstörungen die Letalität an plötzlichen Todesfällen oder Infarktrezidiven wesentlich zu beeinflussen.

11.3 Sekundäre Prophylaxe

11.3.1 Medikamentöse Prophylaxe

Da bei Patienten mit bekannter koronarer Herzkrankheit das zweite, eventuell tödliche, Rezidiv und der plötzliche Tod stark gehäuft auftreten, ist im Prinzip eine sekundäre medikamentöse Prophylaxe zu bejahen. Dabei muß jedoch der zu erwartende Vorteil sorgfältig gegenüber eventuellen Nebenwirkungen abgewogen werden. Obwohl für den Patienten auch aus psychologischer Sicht äußerst wünschenswert, ist dabei eine einheitliche medizinische Meinung nicht vorhanden. Es soll deshalb aus der Sicht der Autoren auf die zur Diskussion stehenden Medikamente mit ihrem pro und contra kurz eingegangen werden.

Antikoagulantien. Hier geht es nicht mehr um die Frage der Antikoagulation in der Akutphase, wo zur Verhinderung arterieller oder venöser Embolien diese Therapie im Allgemeinen akzeptiert wird, sondern um deren Fortsetzung im ambulanten Bereich zur Beeinflussung von Infarktrezidiven. Nachdem in den ersten Studien allgemein ein günstiges Resultat der antikoagulierten Patienten bezüglich

Rezidiv-Prophylaxe gezeigt werden konnte, wurde dieser Effekt bei strikter Randomisierung in späteren Arbeiten häufig nicht mehr nachgewiesen. In vielen Untersuchungen wurde dabei der Qualität der Antikoagulation nicht oder zu wenig Beachtung geschenkt.

Aufgrund der Literatur sind wir der Ansicht, daß die Antikoagulation als sekundäre Prophylaxe zur Verminderung der Reinfarkt-Häufigkeit im Prinzip angezeigt ist. Es sind dabei jedoch die Kontraindikationen wie vorgerücktes Alter, manifeste arterielle Hypertension, anamnestische Hypertension mit Fundus oder EKG-Veränderungen, Ulcus ventriculi Anamnese, Leber- und Nierenerkrankungen und Störung des Gerinnungssystems strikte zu beachten. Zusätzlich ist die Qualität der Antikoagulation von wesentlicher Bedeutung; fallen mehr als ein Viertel der bestimmten Prothrombin-Werte zu hoch oder zu tief aus, ist der optimale Effekt nicht mehr garantiert und die Gefahr von Komplikationen übersteigt statistisch den zu erwartenden günstigen Effekt. Deshalb soll die Antikoagulation nach Spitalentlassung nur bei Patienten mit gut einstellbaren Prothrombin-Werten fortgeführt werden.

Beta-Blockade. Seit den ersten großen prospektiven Beta-Blocker Untersuchung mit Practolol, welche ein günstiges Resultat ergeben hatte, wegen Nebenwirkungen des Medikamentes jedoch abgebrochen werden mußte, sind mehrere Studien mit verschiedenen Beta-Blockern (Metoprolol, Propranolol, Timolol) abgeschlossen worden, welche einen günstigen Effekt bezüglich plötzlicher Todesfälle und weniger ausgeprägt bezüglich Reinfarkten ebenfalls zeigen konnten. Die Wirkung kann nicht alleine durch einen antiarryhthmischen Effekt erklärt werden, da auch potentere Antiarrhythmika wie Mexiletin, Tocainid und Aprendin trotz signifikanter Reduktion der Rhythmusstörungen keinen Einfluß auf die Letalität hatten. Auch der bekannte sauerstoffsparende Effekt, wie er bei der Angina pectoris therapeutisch benützt wird, erklärt alleine die günstige Wirkung bezüglich der Reduktion der plötzlichen Todesrate nicht. Wahrscheinlich kann die Wirkung zumindest teilweise durch die Blockierung des endogenen Adrenalins, welches für den plötzlichen Tod und den Reinfarkt mitverantwortlich ist, erklärt werden.

Aus diesen Gründen empfehlen wir besonders bei Risikopatienten die Beta-Blockade, wobei auch hier die Beachtung der Kontraindikationen wichtig ist. Es sind das Asthma bronchiale, die symptomatische periphere arterielle Verschlußkrankheit und der Morbus Raynaud, der insulin-bedürftige Diabetes mellitus, Reizleitungsstörungen und besonders die Herzinsuffizienz zu erwähnen. Im Gegensatz zur Antikoagulation treten die Nebenwirkungen meist in den ersten Tagen auf. Die Wahl des Medikamentes ist wahrscheinlich von sekundärer Bedeutung, da sowohl kardioselektive und nicht-selektive Beta-Blocker wie solche mit sympathiko-mimetischer Eigenaktivität oder ohne diesen Effekt eine sehr ähnliche Wirkung aufweisen. Entscheidet man sich bei fehlenden Kontraindikationen für eine Prophylaxe mit einem Beta-Blocker, so ist es vorteilhaft, damit während des Spitalaufenthaltes unter der entsprechend engeren Überwachung zu beginnen, um bei frühauftretenden Nebenwirkungen die Prophylaxe sofort absetzen zu können.

Die Plättchen-Aggregationshemmer. In großen Vergleichsstudien wurde die Wirkung von Dipyridamol (Persantin) und Aspirin oder Sulfinpyrazon (Anturan) auf die Verhinderung von Thrombosen im Koronargebiet und damit einer Verminderung der Reinfarkte und Todesfälle untersucht. Dabei zeigte sich in 3 großen Studien für die Plättchenaggregationshemmer jeweils ein Trend zur geringeren Infarkthäufigkeit und zu geringeren plötzlichen Todesfallraten. In keiner Untersuchung war dieser Unterschied signifikant, so daß diese sekundäre Prophylaxe als noch nicht gesichert angesehen werden muß und unserer Meinung nach höchstens bei besonders gefährdeten Patienten, welche nicht antikoaguliert werden können, indiziert ist.

11.3.2 Beeinflussung der Risikofaktoren

Als Risikofaktoren werden Krankheiten oder Zustände bezeichnet, bei deren Vorhandensein die koronare Herzkrankheit gegenüber dem Gesamtkollektiv gehäuft auftritt. Es sind dies neben den nicht beeinflußbaren Faktoren wie Alter, Geschlecht und Heredität, das Rauchen, die Hypertonie, die Hyperlipidämie und der Diabetes mellitus. Als Riskofaktoren zweiter Ordnung schließlich werden das Übergewicht, der Bewegungsmangel, der psychische Streß und gewisse Medikamente bezeichnet. Die Ausschaltung des Rauchens und die Behandlung der Hypertonie haben einen erwiesenermaßen günstigen Effekt auf die Rezidivquote an Herzinfarkt, für die anderen Risikofaktoren ist eine günstige Wirkung bei deren Ausschaltung nicht gesichert.

Das Rauchen. Obwohl für die primäre Prophylaxe die Studien bezüglich Rauchen und Häufung der koronaren Herzkrankheit unterschiedliche Ergebnisse zeigen, ist in der sekundären Prophylaxe das Rauchen eindeutig ein belastender Faktor. Die Zahl plötzlicher Todesfälle bei Patienten, welche weiterhin rauchen, ist doppelt so hoch als die der Nichtraucher oder Ex-Raucher.

Die Erfahrung lehrt, daß starke Raucher ihre Zigarettenzahl nur vorübergehend wesentlich reduzieren können, so daß dem Patienten die völlige Einstellung des Rauchens empfohlen werden soll. Dieser für den Raucher schwere Entschluß wird ihm im Moment des frisch durchgemachten Infarktes erleichtert. In Rehabilitationszentren, wo auf die Rauchgewohnheiten besonders geachtet wird, werden Erfolgsquoten nach einem Jahr von über 80% angegeben. Bei einer einmaligen Mitteilung eines möglicherweise selbst rauchenden Arztes ist jedoch eine wesentliche Beeinflussung des Patienten nicht zu erwarten.

Die Hypertonie. Nach der Definition der WHO sind Werte über 160/ 95 mmHg bei Erwachsenen als abnorm zu beurteilen, wobei jedoch bezüglich Risiko der Übergang zu niedrigeren Blutdruckwerten fließend ist. Dies gilt sowohl für zerebrale Insulte, die Herzinsuffizienz wie auch für die akute koronare Herzkrankheit. Deshalb ist eine besonders strikte Überwachung und Behandlung der hypertensiven Patienten nach Myokardinfarkt notwendig. In der Regel wird je nach Alter in einer Monotherapie mit einem Beta-Blocker oder einem Diuretikum begonnen, bei ungenügendem Ansprechen können diese beiden Medikamente kombiniert werden. Häufig kann auch das Diuretikum durch einen Calcium-Antagonisten mit peripher vasodilatierender Wirkung, der ebenfalls einen günstigen Effekt auf die Angina pectoris hat, ersetzt werden. Mit diesen Kombinationen ist in 80% der Fälle eine Normalisierung möglich; bei den andern muß zusätzlich ein eigentlicher Vasodilatator gegeben werden.

Weitere Maßnahmen. Bei der *Hypercholesterinämie* sind als erste Maßnahme diätetische Einschränkungen angezeigt. Bei Übergewichtigen führt häufig die kalorienarme Kost mit Gewichtsreduktion zur Normalisierung der Blutfette.

Obwohl der *Diabetes mellitus* häufig mit Hyperlipidämie, Übergewicht und Hypertonie kombiniert ist, haben Multivarianz-Analysen gezeigt, daß der manifeste Diabetes mellitus für sich alleine als selbständiger Risikofaktor zu betrachten ist. Die Behandlung erfolgt unabhängig davon, ob zusätzlich eine koronare Herzkrankheit vorhanden ist oder nicht und es soll deshalb nicht weiter darauf eingegangen werden.

Obwohl das *Übergewicht* für sich selbst wahrscheinlich kein unabhängiger Risikofaktor ist, soll wegen der meist begleitenden Hypertonie, Hyperlipidämie oder Diabetes mellitus eine Gewichtsreduktion angestrebt werden. Diese ist nur durch kalorienarme Zufuhr über lange Zeit zu erreichen. Extreme Fastenkuren mit Gewichtsverlust und nachherigem erneutem Gewichtsanstieg bringen erfahrungsgemäß keinen Langzeiterfolg.

Eine regelmäßige *körperliche Aktivität* soll empfohlen werden, wenn man sich auch bewußt sein muß, daß neben dem besseren psychischen Wohlbefinden die Wirkung im wesentlichen über das verminderte Gewicht und die Beeinflussung von Rauchgewohnheiten geht.

Bei Frauen mit Myokardinfarkt vor der Menopause sollten die peroralen *Antikonzeptiva* abgesetzt und durch andere Formen der Antikonzeption ersetzt werden.

Schließlich wird der *Streß* immer wieder als auslösender Faktor für einen Myokardinfarkt angeschuldigt. Ein Nachweis dieser Hypothese ist sehr schwierig, da dieser Faktor kaum meßbar und die Reaktion bei den einzelnen Patienten sehr verschieden ist. Von psychiatrischer Seite ist postuliert worden, daß der Herzinfarkt bevorzugt bei einem besonderen Persönlichkeitstyp auftritt. Es handelt sich dabei um Patienten, welche sehr aktiv und ehrgeizig sind, gleichzeitig sensibel und stark introvertiert und ihren Ärger nicht nach außen abreagieren können. Gleichzeitig wird jedoch zugegeben, daß bei den als Typ A bezeichneten Persönlichkeiten eine Änderung ihrer psychischen Struktur in den meisten Fällen nicht möglich ist. Es muß daher versucht werden, die Belastungsfaktoren selbst zu ändern.

11.4 Die Phase der Rekonvaleszenz

11.4.1 Ambulante – stationäre Rehabilitation

Nach der Spitalentlassung wird der Patient nicht direkt zu seiner Tätigkeit vor dem Herzinfarkt zurückkehren, sondern sich langsam während einiger Wochen zunehmend körperlich belasten. Dieses Körpertraining, verbunden mit der Durchführung der sekundären Prophylaxe, kann individuell zu Hause, in ärztlich geleiteten ambulanten Rehabilitationsgruppen oder in einem Rehabilitationszentrum durchgeführt werden. In den letzten Jahren besteht ein eindeutiger Trend zur stationären Rehabilitationsbehandlung. Diese hat den Vorteil, daß die zunehmende körperliche Aktivität ärztlich überwacht ist und bei psychischen Schwierigkeiten oder Auftreten einer Herzinsuffizienz, Rhythmusstörungen oder einer Angina pectoris der Arzt sehr schnell und effektiv eingreifen kann. Andererseits wird die familiäre Wiedereingliederung weiter verzögert und schließlich kann die Tatsache, daß dadurch bedeutend höhere Kosten entstehen, nich einfach übergangen werden.

Eine Rehabilitation in einem Zentrum erscheint uns aus diesen Gründen für den ängstlichen Patienten, den Patienten mit einer persistierenden jedoch nicht schweren Herzinsuffizienz oder schweren persistierenden Rhythmusstörungen aus medizinischen Gründen angezeigt. Für Patienten, welche zu Hause nicht von ihrer beruflichen Tätigkeit frei gehalten werden können, ist der Zentrumsaufenthalt zunächst zur Fernhaltung der beruflichen Arbeit notwendig. Für die Mehrheit der Patienten kann jedoch ihre Rehabilitation zu Hause durchgeführt werden, wobei der günstige Effekt durch ein ärztlich geführtes ambulantes Programm oder durch Laienvereinigungen weiter gefördert werden können. Das Ziel in dieser Phase der Rehabilitation ist es, dem Patienten die Angst vor der körperlichen Belastung zu nehmen, ihm zu zeigen, wo seine Leistungsgrenze liegt und ihn auch psychisch auf das Wiedereintreten in das Berufsleben vorzubereiten.

11.4.2 Arbeitswiederaufnahme

In der Regel kann die Arbeit 1–2 Monate nach Infarkt wieder aufgenommen werden. Der Zeitpunkt richtet sich einerseits nach der

Schwere der zu leistenden Arbeit, und nach den Komplikationen als Folge des Herzinfarktes, andererseits. Meist kann schon mit dem ersten Ergometer-Test festgestellt werden, ob eine die Arbeit limitierende Herzinsuffizienz oder eine Angina pectoris vorliegt. In Zweifelsfällen sollte diese Untersuchung nach der Rekonvaleszenz-Phase wiederholt werden, um die Arbeitsaufnahme objektiv beurteilen zu können.

Es muß vermieden werden, daß bei schwierig zu klassierenden Symptomen, evtl. funktionellen Herzbeschwerden die Arbeitswiederaufnahme ständig verzögert wird. Entgegen der Meinung vieler Ärzte spielt der Zeitfaktor zwischen Herzinfarkt und Arbeitswiederaufnahme eine kritische Rolle. Untersuchungen haben gezeigt, daß Herzinsuffizienz und Angina pectoris in der Gruppe der Patienten, welche die Arbeit wieder aufnehmen, nicht weniger häufig vorkommen als bei Invalidisierten. Die vom Patienten angegebenen Beschwerden müssen objektiviert und entsprechende Maßnahmen eingeleitet werden. Vor einer abwartenden Haltung mit Ausstellung von Zeugnissen über Arbeitsunfähigkeit für jeweils 1–2 Monate kann deshalb nicht genügend gewarnt werden.

Wie eigene Untersuchungen gezeigt haben, kann mit wenig Aufwand durch eine Aufklärung zu Beginn der Krankheit und mit einer geführten Mobilisierung sowie regelmäßiger Durchführung der Ergometrietests die Häufigkeit der Arbeitswiederaufnahme deutlich gesteigert werden.

11.5 Abklärung zur eventuellen aortokoronaren Bypass-Operation

Da Patienten sowohl aus therapeutischen Gründen zur Behandlung einer medikamentösen therapie-refraktären Angina pectoris wie auch aus prophylaktischen Gründen zur Vermeidung eines Infarkt-Rezidivs und zur Erreichung einer Senkung der Mortalität operiert werden, soll diese Behandlungsart in einem gesonderten Kapitel besprochen werden.

11.5.1 Präoperative Untersuchungen

Patientenauswahl. In rund einem Viertel aller Patienten nach Myokardinfarkt ist mit einer chronischen Angina pectoris zu rechnen.

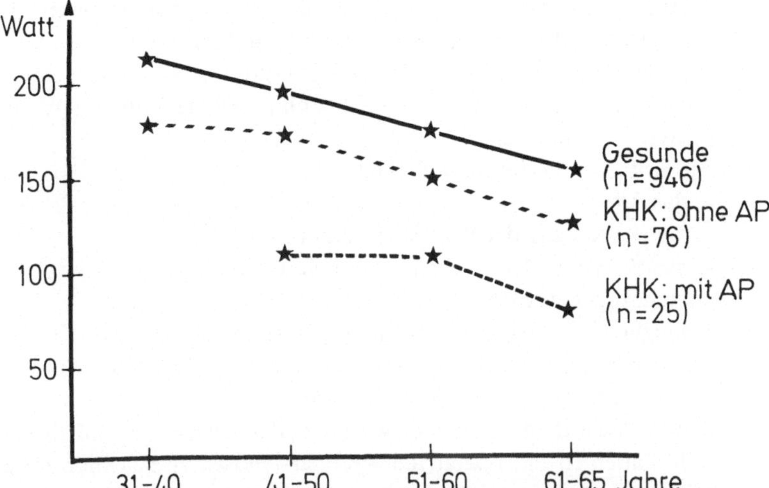

Abb. 27. Während Patienten ohne Angina pectoris nach akutem Myokardinfarkt im Vergleich zu gesunden Kontrollpersonen in ihrer Leistungsfähigkeit kaum eingeschränkt sind, bedeutet die fortbestehende Angina pectoris einen limitierenden Faktor, der oft zur vorzeitigen Invalidisierung führt. Der hier verwendete Ergometrietest erlaubt eine frühe und einfache Erfassung dieser Patienten

Diese ist dann meist trotz medikamentöser Therapie für die Limitierung der körperlichen Leistungsfähigkeit verantwortlich, wie dies auch an einem Beispiel aus unserem Krankengut in Abbildung 27 illustriert wird. Hier ist der Entscheid zur Abklärung durch das Fortbestehen der Angina pectoris trotz medikamentöser Therapie gegeben und stellt keine weiteren Probleme bezüglich Patientenauswahl.

Nachdem durch verschiedene Untersuchungen gezeigt werden konnte, daß mit den heute durchgeführten Bypass-Operationen die Überlebenszeit bei Patienten mit einer Stammstenose, mit einer 3-Ast Erkrankung oder mit einer sehr proximalen Ramus interventricularis anterior Stenose wahrscheinlich verbessert werden kann, muß konsequenterweise gefordert werden, diese Patienten zu erfassen und wenn möglich zu operieren. Andererseits ist es unmöglich, sämtliche Patienten mit koronarer Herzkrankheit mit aufwendigen

Methoden zu untersuchen, da die große Zahl sowohl technisch wie finanziell nicht bewältigt werden könnte und auch bei relativ kleinem Risiko der selektiven Koronarographie diese Untersuchung nicht einer großen Zahl von Patienten ohne weitere Konsequenz zugemutet werden soll.

Als Kriterien für die Auswahl können
– das Alter,
– die Beurteilung der Ventrikelfunktion,
– das Verhalten der ST-Strecke im Belastungs-EKG
herangezogen werden.

Je jünger ein Patient und je mehr Hinweise das Belastungs-EKG für eine persistierende Ischämie ergibt, desto dringender ist die Notwendigkeit zu einer präoperativen Untersuchung.

Bei der Auswahl der Patienten wird man danach trachten, möglichst viele Patienten mit operativen Koronarstenosen zu selektionieren, bei einer möglichst geringen Zahl von Patienten, bei denen diese Operation nicht notwendig oder nicht durchführbar ist.

Die selektive Koronarographie. Sie wird nach der Methode von Sones oder nach Judkins als Routine-Untersuchung zur selektiven angiographischen Darstellung der Koronararterien, meist verbunden mit einer Ventrikelfüllung zur Beurteilung der diastolischen und systolischen linksventrikulären Volumina durchgeführt. Es muß heute gefordert werden, daß die Untersuchung nur in gut eingerichteten Räumen von einem speziell ausgebildeten Team durchgeführt wird. Dieses muß seinerseits den Beweis erbringen, daß die Koronarographie unter Miteinbezug der akut Koronarerkrankten mit entsprechend erhöhtem Risiko eine Komplikationsziffer von weniger als 5% aufweist und eine Letalitätzahl von weniger als 3‰.

Indikation zur Operation
a) Bei symptomatischen Patienten.
b) Bei asymptomatischen Patienten mit:
   – 3-Ast Erkrankung,
   – Hauptstammstenose,
   – proximaler Stenose des Ramus interventricularis anterior,
     sofern die linksventrikuläre Funktion nicht deutlich einge-

schränkt ist (Austreibungsfraktion größer als 30%, keine großen dyskinetischen Areale, keine Mitralinsuffizienz), und die befallenen Gefäße distal der Stenosen für den Chirurgen angehbar sind, sowie eine vollständige Revaskularisation möglich ist.

11.5.2 *Die aortokoronare Bypass-Operation*

Bei dieser Operation wird eine Vene des Patienten end-zu-seit in die Aorta bzw. in die Koronararterie distal der Stenose implantiert. Gelegentlich wird auch die Arteria mammaria interna in das betroffene Koronargefäß eingenäht. Ein Venentransplantat kann auch für mehrere Koronargefäße verwendet werden, indem zusätzlich zur letzten end-zu-seit Anostomose weitere seit-zu-seit Anostomosen angelegt werden. Seit der Einführung der intraaortalen Ballon-Pumpe in besonders kritischen Fällen kann eine operative Letalität um 2% und eine perioperative Infarkthäufigkeit von 5% oder weniger erwartet werden.

Bei relativ proximalen und isolierten Stenosen, schließlich, kann durch intrakoronare perkutane Dilatation mittels eines Katheters (nach Grüntzig) eine deutliche Verbesserung der Perfusion mit weitgehender Behebung der Stenose erreicht werden.

11.5.3 *Langzeit-Erfolg*

Angiographische Nachkontrollen haben ergeben, daß die Venenüberbrückungen in 70–90% nach einem Jahr noch offen sind, wobei die meisten der verschlossenen Gefäße schon nach relativ kurzer Zeit nicht mehr durchgängig sind und entsprechend nach einem Jahr mit einer weiteren Durchgängigkeit in den meisten Fällen gerechnet werden kann. In einer eigenen Serie betrug die Durchgängigkeit von 240 Bypasses 94% nach 14 Tagen und 90% nach einem Jahr.

Der klinische Erfolg kann naturgemäß im Einzelfall nur für den symptomatischen Patienten erfaßt werden. In 60–80% ist eine völlige Beschwerdefreiheit zu erwarten, in 10–20% eine deutliche Besserung und nur in 10–20% muß mit einem unbefriedigenden Resultat bezüglich Angina pectoris gerechnet werden.

Praktische Gesichtspunkte

Mobilisierung: Hospitalisationsdauer
- bei komplikationslosem Verlauf: 5–8 Tage;
- bei leichter Herzinsuffizienz
  und Rhythmusstörungen 10–12 Tage;
- bei schwerer Herzinsuffizienz
  und persistierenden Rhythmusstörungen individuell festzulegen.

Physiotherapie in der ersten Phase zur Verhinderung des Muskelschwundes;
in der zweiten Phase zur Überwachung der körperlichen Aktivität bis zum Training auf dem Ergometer.

Beurteilung des Risikos
- *In der Akutphase:* Anamnese, EKG, maximale CPK, Radionuclidventrikulographie zur Bestimmung der Austreibungsfraktion und Einschwemmkatheter für die Hämodynamik.
- *In der Rekonvaleszent:* Ergometrie (evtl. Thallium-Szintigraphie) zur Beurteilung persistierender Ischämien und zur Bestimmung der körperlichen Leistungsfähigkeit als Ausdruck der Herzfunktion; 24-Stunden Holter-EKG zur Erfassung persistierender Arrhythmien.

Sekundäre Prophylaxe
- *Antikoagulation:* unter strenger Beachtung der Kontraindikationen indiziert, sofern qualitativ gut (mehr als 75% der Prothrombinwerte im therapeutischen Bereich), andernfalls ist sie abzusetzen.
- *Beta-Blockade:* angezeigt wegen Reduktion der plötzlichen Todesfälle nach durchgemachten Myokardinfarkt. Kontraindikationen sind zu beachten.
- *Plättchen-Aggregationshemmer:* günstiger Effekt nicht gesichert und deshalb noch nicht allgemein zu empfehlen.
- *Antiarrhythmika:* Ein günstiger Effekt für ein Kollektiv wurde bisher noch nicht nachgewiesen; sie sind deshalb nur in Einzelfällen indiziert.
- *Beeinflussung der Risikofaktoren:* Das Rauchen sollte aufgegeben und die Hypertonie medikamentös kontrolliert werden. Eine Beeinflussung der anderen Risikofaktoren hat möglicherweise

154

ebenfalls einen günstigen Effekt; dieser wurde jedoch im Gegensatz zu den beiden erstgenannten nicht nachgewiesen.

Rekonvaleszenz. Nach Entlassung aus dem Spital regelmäßige körperliche Betätigung während 2–4 Wochen bis zur Arbeitswiederaufnahme. Training individuell nach Anweisung des Hausarztes, ambulant in Gruppentherapien oder unter Aufsicht eines Physiotherapeuten in einem Rehabilitationszentrum. Bei verzögerter Arbeitswiederaufnahme speditive Abklärung.

Aortokoronare Bypass-Operation. In einem Viertel aller Patienten ist mit einer Angina pectoris nach Infarkt zu rechnen. Die Operation aus symptomatischen Gründen und prophylaktisch bei Patienten mit 3-Ast Erkrankung, bei Hauptstammstenose oder bei proximalem Befall des Ramus interventricular anterior, sofern Ventrikelfunktion ausreichend.

Literatur

1. Scientific Council in Cardiac Rehabilitation of the International Society of Cariology: Myocardial Infarction, how to prevent, how to rehabilitate? 1971
2. Royal College of Physicians of London and British Cardiac Society: Cardiac Rehabilitation 1975. Journal of the Royal College of Physicians of London 9, 281
3. McNeer, J. F., Wallace, A. G., Wagner, G. S., et al.: The course of acute myocardial infarction. Circulation 51, 410 (1975)
4. The Beta-Blocker Heart Attack Study Group, National Heart, Lung and Blood Institute: The beta-blocker heart attack trial. JAMA 246, 2073 (1981)
5. The Norwegian Multicenter Study Group: Timolol-induced reduction in mortality and re-infarction in patient surviving acute myocardial infarction. New Engl. J. Med. 304, 801 (1981)
6. International Anticoagulant Review Group: Collaborative analysis of long-term anticoagulant administration after acute myocardial infarction. Lancet I, 203 (1970)
7. 60-plus re-infarction study (De Vries, W. A., Tijssen, J. G. P., Löliger, E. A., et al.): A double-blind trial to assess long-term oral anticoagulant therapy in elderly patients after myocardial infarction. Lancet II, 989 (1980)
8. Sherry, S.: Sulfinpyrazone in the prevention of sudden death after myocardial infarction. New Engl. J. Med. 302, 250 (1980)

12 Das akute nicht infarktbedingte Lungenödem

O. Bertel

Das akute nicht infarktbedingte Lungenödem weist zwar im pathophysiologischen Entstehungsmechanismus weitgehende Gemeinsamkeiten zur Herzinsuffizienz nach akutem Myokardinfarkt auf, ist aber, obwohl immer lebensbedrohlich, durch eine bessere Prognose gekennzeichnet und seine Behandlung ist etwas unterschiedlich. Der dramatisch bedrohliche Verlauf mit in der Regel rascher Verschlechterung des Patienten rechtfertigt die Einweisung und Behandlung auf der Herz- oder Intensivstation, zumal meist die infarktbedingte Linksherzinsuffizienz als Differentialdiagnose zur Diskussion steht.

12.1 Pathophysiologie

Zum Lungenödem kommt es, wenn der Flüssigkeitsaustritt aus den Lungenkapillaren in das Interstitium die Kapazität der interstitiellen Lymphdrainage übersteigt. Die dabei beteiligten Faktoren sind in Abbildung 28 schematisch aufgeführt.
Der Flüssigkeitsaustritt aus den Kapillaren erfolgt entlang dem hydrostatischen Druckgradienten und wird begünstigt durch einen verminderten onkotischen Gradienten zwischen Kapillare und Interstitium (Verminderung des plasma-onkotischen Druckes oder Zunahme onkotisch wirksamer Substanzen im Interstitium). Die Permeabilität von Endothel und Interstitium spielt dafür eine entscheidende Rolle. Das Alveolarepithel der gesunden Lunge ist dagegen weder für Flüssigkeit noch für Eiweiß-Moleküle durchläßig.

Der hydrostatische Druckgradient ist nur ein Faktor in der Entstehung des Lungenödems. Seine Bedeutung ist also keine absolute

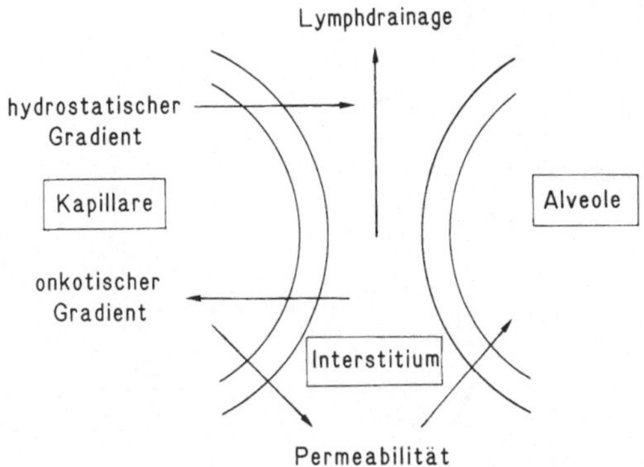

Abb. 28. Das akute Lungenödem resultiert aus vermehrtem Flüssigkeitsaustritt aus der Kapillare und ungenügender interstitieller Drainage

sondern wird von den andern Faktoren mitbestimmt, so im Extremfall des Lungenödems mit normalem pulmonalem Kapillardruck (Permeabilitätsödem).

Übersteigt der pulmonale Kapillardruck 25 mmHg, ist mit dem Auftreten eines Lungenödems zu rechnen. Nur Kranke, die sich über lange Zeit an hohe Kapillardruckwerte gewöhnt haben, ertragen Druckwerte darüber, ohne daß es zum Ödem kommt, wohl als Folge einer Permeabilitätsveränderung durch strukturelle Anpassung der Gefäße. Als weiterer Schutzmechanismus vor allzu stark ansteigenden pulmonalen Kapillardruckwerten bei chronischer Stauung ist die Entwicklung einer aktiven pulmonalen arteriellen Hypertonie anzuführen.

Die Drucksteigerung im kleinen Kreislauf ist Folge einer Kreislaufzentralisierung mit Anstieg des zentralen Blutvolumens. Die Ursache ist einerseits eine Passage-Störung im linken Herz (z. B. low output bei hypertensiver Herzkrankheit und hohem Afterload, Mitralstenose), andererseits eine rasch erfolgende Volumen-Redistribution durch periphere Vasokonstriktion (Zentralisierung), die mit der meist vorbestehenden Retention zum überhöhten Volumenangebot an den pulmonalen Kreislauf führt. Diese sympatho-mimetisch verursachte Volumensverschiebung ist hauptsächlich an der raschen Progredienz in der Entstehungsphase eines Lungenödems beteiligt.

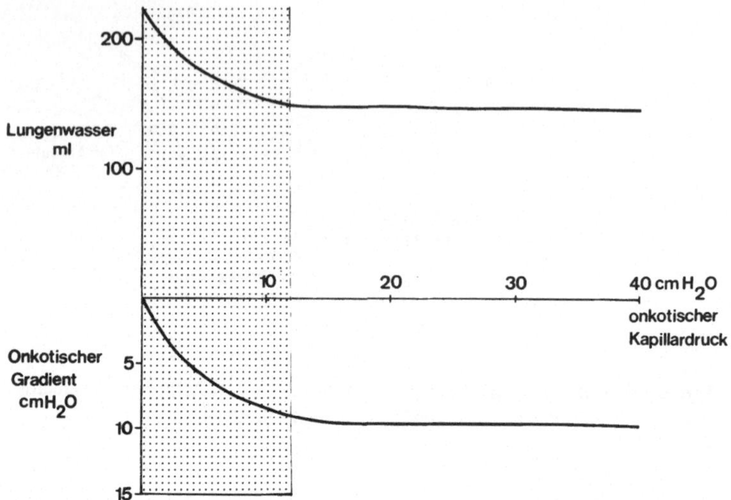

Abb. 29. Bedeutung des onkotischen Kapillardruckes für den Wassergehalt der Lungen. Fällt der onkotische Druck unter die kritische Grenze von 12 cm H$_2$O, nimmt auch der onkotische Gradient gegenüber dem Interstitium rasch ab und begünstigt so den Flüssigkeitsaustritt aus der Kapillare auch ohne zusätzliche Faktoren

Der onkotische Druckgradient ist einerseits abhängig vom Plasmaeiweißgehalt, andererseits vom Vorhandensein onkotisch wirksamer Substanzen im Interstitium, wie dies bei Entzündungen, aber auch bei Störungen der Kapillarpermeabilität der Fall ist. Fällt der Plasmaonkotische Druck unter 12 cm H$_2$O, so nimmt der Gradient, der normalerweise 10 cm H$_2$O beträgt, exponentiell ab. Auch beim sonst gesunden Patienten kommt es dann zur raschen Zunahme des interstitiellen Flüssigkeitsgehaltes der Lungen (Abbildung 29).

Die Permeabilität von der Kapillare ins Interstitium und vom Interstitium in die Alveole ist von anatomischen und funktionellen Faktoren abhängig. Während eine begrenzte Verminderung der Permeabilität durch anatomische Veränderungen (chronische Lungenstauung, chronische interstitielle Entzündung) möglich ist, sind alle Schädigungen toxischer, hypoxischer, entzündlicher Natur mit einer Permeabilitätssteigerung verbunden wie sie auch reflektorisch bei

158

akuter Hirnschädigung auftreten kann und begünstigen so das Auftreten eines Lungenödems. Eine Pneumonie beim chronisch linksherzinsuffizienten Patienten mit Lungenstauung kann über diesen Mechanismus ein akutes Lungenödem auslösen.

Die Lymphdrainage aus dem Interstitium kann zwar bei vermehrtem Flüssigkeitsangebot um das Zehnfache gesteigert werden, ist dann aber begrenzt und kann den massiv vermehrten Flüssigkeitsaustritt ins Interstitium nicht mehr bewältigen. Dies gilt besonders, wenn bei Herzinsuffizienz oder Lymphgefäßerkrankungen noch eine Lymphabfluß-Störung hinzutritt.

Das Lungenödem hat schwerwiegende Folgen für die Lungenmechanik und die Lungenfunktion und damit für die Oxygenation. Die Ursache ist ein stark erhöhter alveolokapillärer Sauerstoffgradient, der auf einer
- Diffusionsstörung,
- Ventilations-Perfusions-Störung
- mit Shunt-Bildung
beruht.
Die Diffusionsstörung erklärt sich durch eine Verlängerung der Diffusionsstrecke (interstitielles Ödem) und die teilweise mit Flüssigkeit gefüllten Alveolen. Die Ventilations-Perfusions-Störung entsteht durch ungleichmäßige Belüftung der teils gefüllten teils mikro-atelektatisch veränderten Alveolen und die regional unterschiedliche Compliance bei unterschiedlicher Ödemausprägung. Die Gebiete mit gestörtem bzw. aufgehobenem Gasaustausch sind auch für die venöse Beimischung (Shunt) verantwortlich.
Die Hypoxie zusammen mit der verminderten Lungencompliance und den verminderten Lungenvolumina bei Lungenödem führen zur massiven Dyspnoe mit Erstickungsangst als dem Kardinalsymptom bei Lungenödem.

12.2 Diagnose und Verlaufskontrolle bei Lungenödem

Die Lebensgefahr und die unerträgliche Symptomatik machen eine unverzügliche Therapie des Lungenödems notwendig. Die Diagnostik muß sich daher beschränken und sich auf den klinischen Befund

und die Kurzanamnese allein abstützen. Dabei sind im Minimum folgende Punkte zu berücksichtigen:

Anamnese:
- Vorbestehende Herzkrankheit?
- Hypertonie?
- Bisherige Dyspnoe (Dauer, Grad)?
- Schmerzen?
- Medikamente?
- Auslösende Ursache (Flüssigkeitsbelsatung, Medikamentenfehler, Fieber etc.)?

Klinik:
- Aspekt: sitzender, dyspnoischer, cyanotischer, kalt schwitzender, unruhiger Patient mit gurgelnder Atmung und schaumigem, weißrosarotem Sputum.
- Blutdruck: Hypertonie? Schock?
- Puls: Rhythmusstörung?
- Halsvenen: Hypovolämie?
- Auskultation: Brodelnde, feuchte Rasselgeräusche über beiden Lungen?
  Bronchospasmus?
  Klappeninsuffizienz?

Arterielle Blutgasanalyse, EKG, Thoraxröntgenbild und hämodynamische Monierung folgen nach den ersten therapeutischen Maßnahmen und dienen zur weiteren Verlaufsbeurteilung.

12.3 Therapeutische Maßnahmen

Die Behandlung richtet sich auf eine
- rasche Normalisierung der Blutoxygenierung und einen
- ausreichenden Sauerstofftransport (Herzminutenvolumen).
Dies soll nach Möglichkeit durch Korrektur des auslösenden Faktors für das Lungenödem erreicht werden.

Sauerstoffzufuhr. Ist der Patient bei vollem Bewußtsein, erhält er 100% Sauerstoff in der Inspirationsluft (Maske). Durch die Maskenatmung unvermeidbare Zumischung von Zimmerluft wird eine in-

160

spiratorisch O_2-Konzentration von etwa 60% erreicht. Ist das Bewußtsein nicht erhalten (Hypoxie, Hyperkapnie, Schock), muß die sofortige Intubation und kontrollierte Beatmung erfolgen.

Die weitere Sauerstoffzufuhr richtet sich nach dem Ziel eines arteriellen Sauerstoffpartialdrucks von > 8 kPascal (> 60 mmHg) und einem CO_2-Partialdruck von < 6 kPascal (< 45 mmHg). Kann dieser Bereich nicht mit (evtl. assistierter) Spontanatmung von sauerstoffangereicherter Luft erreicht werden (1–2 Stunden), soll auch bei erhaltenem Bewußtsein und Kreislauf die Intubation und Beatmung ins Auge gefaßt werden.

Senkung der erhöhten Vor- und Nachbelastung. Mit der einfachen, überall durchführbaren Gabe von 2 Nitroglycerin-Sublingualkapseln (oder Nitroglycerin-Spray) kann oft eine dramatische Besserung des Lungenödems erreicht werden, bevor eine intravenöse Medikamentenapplikation möglich ist (Abb. 30). Die weitere Vasodilatator-Therapie folgt den Richtlinien der Herzinsuffizienztherapie bei akutem Myokardinfarkt.

Ganz besonders hohen Stellenwert hat die Vasodilatator-Therapie bei akutem Lungenödem durch eine Verminderung der Regurgitation bei akuter Klappeninsuffizienz sowie bei einem hypertensiv bedingten Lungenödem.

Der Einsatz von Vasodilatatoren bei der Lungenödembehandlung erlaubt es, viele Patienten, die früher rasch intubiert und beatmet werden mußten, mit all den damit verbundenen Risiken, heute konservativ erfolgreich zu therapieren, da sich die respiratorische Insuffizienz damit rasch genug bessern läßt. Häufig ist zudem durch die Vasodilatator-Therapie eine Verstärkung des Diuretikaeffektes zu erreichen, möglicherweise durch eine Verbesserung der pathologisch veränderten Nierenrindendurchblutung.

Sedation. Die Existenzangst des Patienten im Lungenödem und seine Atemnot tragen wesentlich zur massiven sympathischen Stimulation bei, die ihrerseits für das Entstehen des Lungenödems von zentraler Bedeutung ist. Um diesen Teufelskreis zu durchbrechen, ist eine dem Zustand des Patienten (Agitiertheit, Angst, Bewußtseinslage) angepaßte Sedation mit Dämpfung von Angst und Atemnot dringend notwendig. Es hat sich dafür Morphin (5–10 mg i. v.) be-

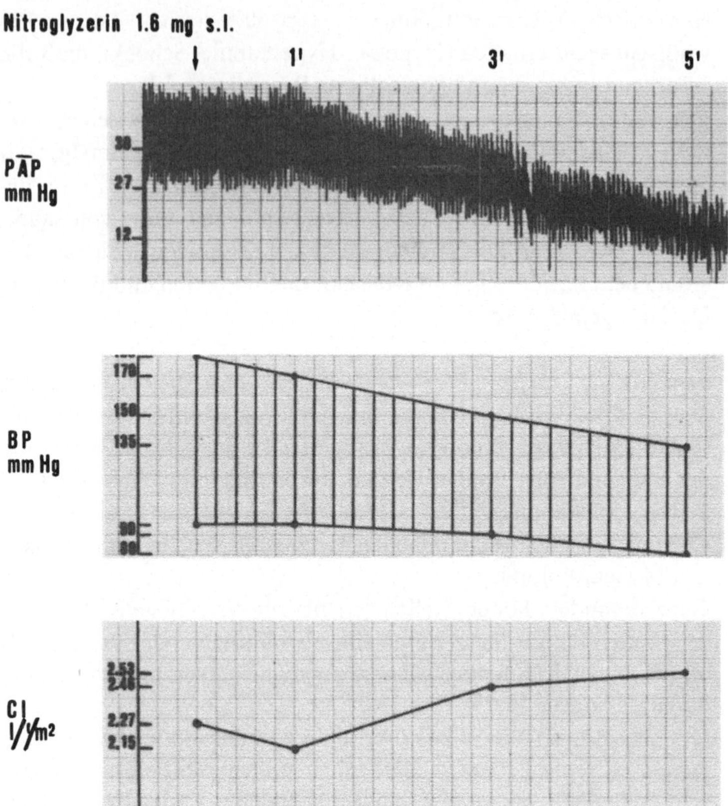

Abb. 30. Wirkung von zwei Nitroglycerinkapseln bei einem akuten Lungenödem. Innert Minuten kommt es zu einem drastischen Abfall der initial stark erhöhten Werte in der Pulmonalarterie *(PAP)* bei passiver pulmonal arterieller Hypertonie. Gleichzeitig fällt auch der arterielle Blutdruck *(BP)* in Abhängigkeit vom Ausgangsblutdruck ab. Der Herzindex *(CI)* verbessert sich leicht

währt. Neben dem sedierenden Effekt wird durch Morphin eine durchaus erwünschte Vasodilatation erreicht.

Diuretische Therapie. Zur raschen Senkung des zirkulierenden Blutvolumens wird beim akuten Lungenödem parenteral Furosemid verabreicht. Während beim hypertensiv bedingten Lungenödem und bei einem Lungenödem auf dem Boden einer chronischen Herzinsuffizienz auch hohe Furosemiddosen gut ertragen werden und zur erwünschten, raschen und erheblichen Diurese führen, ist bei Patienten mit frischem Herzinfarkt und/oder akuter Mitral- oder Aorteninsuffizienz mehr Vorsicht geboten.

Die forcierte Furosemid-Therapie kann bei diesen Patienten zu einem dramatischen Abfall des Herzminutenvolumen führen, was besonders bei frischem Herzinfarkt deletäre Folgen haben kann. Die häufig reflexhaft erfolgende, hochdosierte Furosemid-Therapie als Basis der Lungenödemtherapie ohne Rücksicht auf die Pathogenese des Lungenödems ist daher abzulehnen. Die diuretische Therapie behält aber ihre Bedeutung als ein Teil einer pathophysiologisch angepaßten Behandlung. Bei akutem Herzinfarkt und akuter Klappeninsuffizienz soll die initiale Furosemid-Dosis 40 mg nicht überschreiten. Die weitere Furosemidgabe in der akuten Phase richtet sich dann nach den Richtlinien der Herzinsuffizienzbehandlung bei akutem Herzinfarkt.

Positiv-inotrope Substanzen. Nur bei kardiogenem Schock vor oder während der ersten Phase der Lungenödemtherapie werden Sympathomimetika eingesetzt. Die erste Wahl liegt bei Dopamin, falls notwendig in Kombination mit Adrenalin. Die Richtlinien für Dosierung und weitere Anwendung sind dieselben wie bei frischem Herzinfarkt mit low output.

Weniger bedeutsame Maßnahmen. Zu den weniger bedeutsamen und umstrittenen Maßnahmen bei akutem Lungenödem, die wir nicht mehr empfehlen, gehören das Anlegen von Staubinden (Tourniquet), die Gabe von Digitalisglykosiden, von Phosphodiesterasehemmern (Aminophyllin) zur „Bronchospasmolyse" (Auskultationsbefund wie bei Bronchospasmus, bedingt durch Bronchialschleimhautödem), die Beimischung von Alkohol zur Atmungsluft und der – ganz selten sinnvolle – Aderlaß.

Die *chirurgische Therapie* ist bei akutem Lundenödem durch akute Klappeninsuffizienz und bei Versagen der konservativen Therapie zu diskutieren.

Praktisches Vorgehen

1. Kurzanamnese und Kurzuntersuchung müssen rasch die Diagnose belegen und die wahrscheinliche Pathogenese erkennen lassen.
2. Der Patient bleibt in sitzender Position.
3. Bei erhaltenem Bewußtsein: 100% Sauerstoff zur Spontanatmung, falls Bewußtsein gestört, kontrollierte Beatmung. Die weitere Sauerstoffgabe und Indikationsstellung zur späteren assistierten oder kontrollierten Beatmung erfolgt nach der arteriellen Blutgasanalyse.
4. Nitroglycerin, 2 Kapseln sublingual. Weitere Vasodilatator-Therapie nach den Richtlinien bei frischem Herzinfarkt.
5. Sedation mit 5 mg Morphin i.v. (evtl. wiederholen).
6. Diuretische Therapie mit Furosemid freizügig (> 40 mg i.v.) bei hypertensiv bedingtem Lungenödem, zurückhaltend (< 40 mg i.v., evtl. verzögert) bei akutem Herzinfarkt und akuter Klappeninsuffizienz.
7. Dopamin ($200–800$ µg/min) nur bei kardiogenem Schock vor oder während der übrigen Therapie.
8. Bei erfolgloser medikamentöser Therapie Möglichkeit zur chirurgischen Therapie erwägen: Klappenersatz, intraaortale Gegenpulsation.

Literatur

1. Visscher, M.B., Haddy F.J., Stephens G.: The physiology and pharmacology of lung edema. Pharmacol. Rev., 1956, 8: 389
2. Ashbaugh D.G., Bigelow D.B., Petty T.L., Levine B.E.: Acute respiratory distress in adults. Lancet, 1967, 2: 319
3. Robin E.D., Carey L.C., Grenvik A., Glauser F., Gaudio R.: Capillary leak syndrome with pulmonary edema. Arch. intern. Med., 1972, 130: 66
4. Robin E.D., Cross C.E., Zelis R.: Pulmonary edema. New Engl. J. Med. 1973, 288: 239, 292
5. Weil M.H., Henning R.J., Morissette M., Michaels S.: Relationship between colloid osmotic pressure and pulmonary artery wedge pressure in patients with acute cardiorespiratory failure. Am. J. Med., 1978, 64: 643

13 Aneurysma Dissecans

F. Follath

Der plötzlich einsetzende heftige Thoraxschmerz ist auch bei Dissektion der Aortenwand das dominierende Symptom, weshalb die meisten Patienten mit Aneurysma dissecans wegen Verdacht auf Myokardinfarkt ins Spital eingewiesen werden. Es ist außerordentlich wichtig, diese seltenere Schmerzursache rechtzeitig zu erkennen, da ohne geeignete medikamentöse und/oder chirurgische Therapie die Hälfte der Patienten innert der ersten Tage und ⅔ innert der ersten zwei Wochen sterben. Stets ist an diese Diagnose zu denken, wenn trotz starker Schmerzen das EKG keinen Ablauf zeigt und die Enzyme nicht wesentlich ansteigen.

13.1 Pathophysiologie

Bei der Dissektion werden die inneren und äußeren Wandschichten der Aorta durch Blut auseinandergedrängt, das entweder durch einen Intimariss einströmt oder aus einer intramuralen Blutung herrührt. Es entsteht dabei ein „falscher" Kanal, der sich progressiv nach proximal bis zur Aortenklappe und distal bis zu den Beinarterien ausdehnen kann. Wenn die Außenwand, die dünne Adventitia, dem Druckanstieg nicht mehr standhält, rupturiert die Aorta und der Patient verblutet meist in wenigen Sekunden oder Minuten. Eine weitere mögliche Folge der Dissektion ist die Kompression der abgehenden Gefäße, wodurch verschiedene ischämische Symptome auftreten können. So wird bei Carotisverschluß eine Hemiplegie oder bei distal fortschreitender Dissektion eine Paraplegie, ein akutes Nierenversagen oder eine schwere Durchblutungsstörung der Extremitäten das klinische Bild komplizieren. Bei Befall der Aorten-

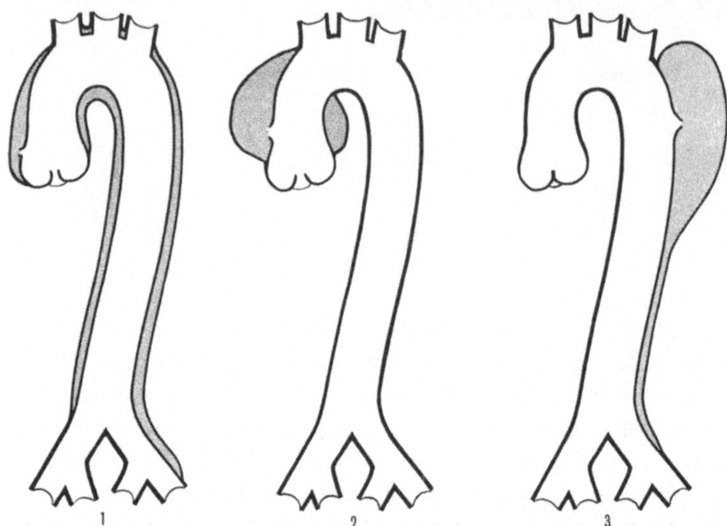

Abb. 31. Typen des Aneurysma dissecans aortae nach De Bakey. Die Unterscheidung ist von Bedeutung für die Therapie und Prognose

wurzel kommt es häufig auch zur Loslösung der Semilunarklappen mit konsekutiver Aorteninsuffizienz. Wenn die Regurgitation hochgradig ist, führt die plötzliche Volumbelastung der linken Kammer zu einer akuten Linksinsuffizienz.

Die *Ursache* eines dissezierenden Aneurysmas ist in der Regel eine mechanische Schwächung der Aortenwand bei degenerativer zystischer Medianekrose (Erdheim-Gsell) oder seltener bei Arteriosklerose, Entzündungen, Marfan-Syndrom, Morbus Bechterew oder Myxödem. Eine vorbestehende Pathologie der Aortenwand läßt sich allerdings nicht bei allen Patienten nachweisen. Der zweite Faktor beim Zustandekommen einer Dissektion ist die übermäßige hämodynamische Belastung bei arterieller Hypertension, die in etwa ¾ der Fälle vorhanden ist. Durch diesen Mechanismus ist auch das gehäufte Auftreten der Dissektion bei Patienten mit Koarktation und Aortenstenose erklärbar.

Nach De Bakey werden die dissezierenden Aneurysmata in drei Kategorien eingeteilt (Abb. 31):

166

I. Befall der Aorta ascendens mit Ausdehnung in den Aortenbogen oder bis in die Aorta abdominalis. Bei dieser häufigsten Form (60–70%) liegt der Intimariss meist über der Aortenklappe.
II. Lokalisiertes Aneurysma der Aorta ascendens. Solche limitierte Dissektionen sind selten, sie treten meist bei Patienten mit einem Marfan-Syndrom auf.
III. Aneurysma dissecans der Aorta descendens mit Beginn unterhalb der linken Arteria subclavia. Die Häufigkeit der distalen Dissektion beträgt in größeren Serien 20–30%.

Diese Klassifikation ist heute allgemein akzeptiert und bildet eine wichtige Grundlage für therapeutische Entscheidungen.

13.2 Klinisches Bild

Ein sehr intensiver, reißender Thoraxschmerz ist, wie bereits erwähnt, das Hauptsymptom bei Aneurysma dissecans. Die Schmerzen lokalisieren sich besonders bei den proximalen Typen retrosternal, auch eine Ausstrahlung in den Hals und Nacken wird beobachtet. Die Unterscheidung gegen den Infarktschmerz ist deshalb anamnestisch meist nicht möglich. Bei Patienten mit Typ III Aneurysmata treten hingegen eher Schmerzen zwischen den Schulterblättern, im Oberbauch oder in der Lumbalgegend auf, was den Verdacht auf diese Erkrankung lenken sollte. In wenigen Fällen stehen statt Schmerzen, Kollaps, Bewußtseinsstörungen, Dyspnoe oder Lähmungen als initiale Manifestation im Vordergrund.
Unter den klinischen Befunden sind die Veränderungen der peripheren Pulse (Fehlen oder Druckdifferenz gegenüber der gesunden Seite), ein Aorteninsuffizienzgeräusch bei proximaler Dissektion und neurologische Ausfälle am häufigsten. Je nach Lokalisation des Gefäßverschlusses sind Hemiplegie, Paraplegie oder Läsionen der peripheren Nerven zu erwarten.
In den ersten Stunden oder Tagen nach Krankheitsbeginn können zusätzliche *Komplikationen* als Folge der Wandruptur auftreten: Perikardtamponade, Hämatothorax, intraabdominale und retroperitoneale Blutungen mit Zeichen eines hypovolämischen Schocks. Meist sterben die Patienten mit solchen Blutungen innert kurzer Zeit, aber in einzelnen Fällen verläuft die Ruptur in mehreren Phasen, so daß

eine therapeutische Intervention eventuell noch möglich wäre. Ein
ischämisches Nierenversagen bei Kompression der Arteria renalis,
ein Mesenterialinfarkt oder eine akute Dekompensation der linken
Kammer sind weitere Todesursachen.

13.3 Diagnose

Neben dem starken Thoraxschmerz und den besprochenen klinischen Befunden spielt das Thoraxbild bei der Diagnose des Aneurysma dissecans eine wesentliche Rolle. Die Verbreiterung des Me-
diastinalschattens, eine Doppelkontur im Bereiche des Aortenbogens oder eine starke Dilatation der Aorta descendens sollten immer
den Verdacht auf eine Dissektion erwecken. Geringgradige Veränderungen erlauben allerdings keine Diagnose, wenn keine Vorauf-
nahmen zum Vergleich vorliegen.
Neuerdings kann auch die Echokardiographie die Diagnose einer
aortalen Dissektion erleichtern. Bei Identifizierung der Aorta ascen-
des (links parasternal) oder des Aortenbogens (Schallkopf supraster-
nal) läßt sich oft eine Trennung der inneren und äußeren Wandschichten in Form einer doppelten Echolinie darstellen. Mit dem
zweidimensionalen Verfahren ist auch die genaue Lokalisation des
Aneurysma beurteilbar. Eine weitere nicht-invasive diagnostische
Möglichkeit bietet heute die Computer-Tomographie.
Die wichtigste Untersuchung bei Verdacht auf Aneurysma dissecans
ist die Aortographie. Diese sollte möglichst frühzeitig durchgeführt
werden, um den Ausgangspunkt und die Ausdehnung der Dissektion festzustellen und damit eine differenzierte Therapie zu ermöglichen. Die Aortographie ist mit geringen Risiken verbunden, wenn
eine Kontrastmittelinjektion unter Druck in den Dissektionskanal
vermieden wird. Unter den angiographischen Zeichen ist die Kompression des Aortenlumens durch den Dissektionskanal am häufigsten zu sehen, gelegentlich läßt sich auch der Ort des Intimarisses erkennen. Die Insuffizienz der Aortenklappe kann im Cineangio-
gramm objektiviert und quantifiziert werden. Diagnostische Schwierigkeiten entstehen, wenn das wahre und falsche Lumen gleichzeitig
durch Kontrastmittel gefüllt werden und so nur eine Dilatation der
Aorta zu sehen ist.

13.4 Therapie

Die hohe Letalität bei unbehandeltem dissezierendem Aneurysma zwingt den Arzt zu raschen therapeutischen Entscheidungen. Prinzipiell muß er zwischen zwei Möglichkeiten wählen: *Notfallmäßige Operation oder konservative medikamentöse Behandlung?* Das Vorgehen ist vom Typ und von der Ausdehnung der aortalen Dissektion, sowie von den begleitenden Komplikationen abhängig: Bei Hämoperikard, schwerer Aorteninsuffizienz, intrathorakaler oder intraabdominaler Blutung und bei hochgradiger Kompression der zerebralen, abdominalen oder peripheren Arterien kann nur ein sofortiger chirurgischer Eingriff das Leben des Patienten retten. Auch ohne solche unmitelbar bedrohlichen Komplikationen wird bei Aneurysmata der Aorta ascendens (Typ I und II) generell eine Operation empfohlen, wogegen bei distalem Aneurysma (Typ III) primär eine medikamentöse Therapie versucht werden sollte. Die *ersten Behandlungsmaßnahmen* sind allerdings bei allen Patienten gleich: Schmerzbekämpfung mit Morphin (Einzeldosen 10–20 mg i. v., Wiederholung nach Bedarf), Bluttransfusion bei Hämorrhagie oder Blutdrucksenkung bei arterieller Hypertonie. Durch eine Reduktion der systolischen Blutdruckwerte unter 120 mmHg kann die mechanische Belastung der dissezierten Aortenwand und damit die Gefahr einer Ruptur vermindert werden. Zur notfallmäßigen antihypertensiven Therapie eignet sich der Calciumantagonist Nifedipin (10–20 mg p. os, eventuell nach 30 min. wiederholen). Eine Alternative ist das Natriumnitroprussid (Nipride®), das als Dauertropfinfusion verabreicht (Initialdose 0,5–1 µg/kg/min, weitere Dosisanpassung je nach Blutdruckänderung) innert kurzer Zeit die erwünschte Druckverminderung bewirkt. Als Alternative stehen Diazoxid (Hyperstat) oder andere Vasodilatantien zur Verfügung. Der früher oft empfohlene Ganglienblocker Trimethapan (Arfonad) ist heute weniger gebräuchlich. Neben den Vasodilatantien sollte auch ein Betablocker per os verabreicht werden, um die Blutdrucksenkung aufrechtzuerhalten und die reflektorische Tachykardie bei Vasodilatation zu bremsen. Von diesen Medikamenten wird ebenfalls erwartet, daß sie durch ihren negativ-inotropen Effekt auch die kinetische Energie der systolischen Blutdruckwelle vermindern und dadurch die Aortenwand weiter entlasten.

Mit den Vasodilatatoren und Betablockern läßt sich der klinische
Zustand in der Regel – zumindest vorübergehend – stabilisieren; die
Todesrate in der Akutphase des Aneurysma dissecans wurde durch
die konservative Therapie in einzelnen Studien bis auf 15% gesenkt.
Es zeigte sich allerdings, daß bei Dissektion der Aorta ascendens in
der Spätphase oft eine schwere Aorteninsuffizienz, eine zunehmende Dilatation der Aortenwand oder Blutungen auftreten, weshalb
bei den Typen I und II sobald als möglich ein *prothetischer Ersatz*
des befallenen Gefäßabschnittes durchgeführt werden sollte. Nicht
selten ist auch ein Aortenklappenersatz und eine Re-Implantation
der Koronararterien erforderlich. Bei erfolgreicher Operation überleben über 80% der Patienten während 4–5 Jahren. Die Langzeitre-
sultate einer ausschließlich medikamentösen Behandlung sind bei
Aneurysmata der Aorta descendens mit den chirurgischen Ergebnissen durchaus vergleichbar. Bei Dissektionen vom Typ III ist demnach eine Operation nur dann indiziert, wenn Komplikationen, d. h.
Blutung, Einengung der abgehenden Gefäße oder eine progressive
Dilatation des Aneurysma vorliegen.

Praktisches Vorgehen

1. Schmerzbekämpfung mit Morphin (10–20 mg i. v. nach Bedarf)
   und Blutdrucksenkung unter 120 mmHg systolisch mit Nifeolipin
   (Adalat) 10–20 mg p. o. oder mit Natriumnitroprussid (Nipride)
   (Initialdosis 0,5–1 µg/kg/min).
2. Aortogramm.
3. Definitiver Therapieentscheid je nach Lokalisation des Aneurysmas: Operation bei Typ I oder II, medikamentöse Therapie bei
   Typ III.

Literatur

1. De Bakey, M. E., Heuly, W. S., Cooley, D. A., Morni, G. C. Jr., Crawford,
   E. S., Beall, A. C. Jr.: Surgical management of dissecting aneurysms of the
   aorta. J. Thorac. Cardiovasc. Surg. 49, 130 (1956)
2. Hirst, A. E. Jr., John, V. L., Kime, S. W. Jr.: Dissecting aneurysm of the
   aorta: A review of 505 cases. Medicine 37, 227–272 (1958)
3. Wheat, M. W. Jr.: Treatment of dissecting aneurysms of the aorta: Current
   status. Progr. Cardiovasc. Dis. 26, 87–101 (1973)
4. Wolfe, W. G., Moran, J. F.: The evolution of medical and surgical management of acute aortic dissection. Circulation 56, 503–505 (1977)

14 Lungenembolie

R. Ritz

Die akute Lungenembolie ist schwierig diagnostizierbar. Sie stellt eine häufige, oft nicht vermutete Todesursache dar.
Erschwert ist die Diagnose Lungenembolie oft durch das Fehlen von eindeutigen anamnestischen, klinischen oder Labor-Befunden.
Lungenembolien sind potentiell tödlich, korrekte Frühdiagnostik und rascher Therapiebeginn sind besonders wichtig.

14.1 Inzidenz und Prognose

Auf der Herzstation werden Patienten mit Lungenembolie aus drei Gründen hospitalisiert:

1. In der Differentialdiagnose des akuten Thoraxschmerzes sind Herzinfarkt und massive Lungenembolie oft schwer voneinander abzugrenzen.
2. Die Lungenembolie kann als Komplikation des frischen Herzinfarktes auftreten, als Folge einer tiefen Thrombophlebitis oder – selten – als Folge eines wandständigen Thrombus im rechten Herzen.
3. Die Lungenembolie ist an sich ein Einweisungsgrund, da auf einer Herzstation günstige Bedingungen für eingreifendere diagnostische und therapeutische Maßnahmen bestehen.

In über 90% aller Lungenembolien stammt das eingeschwemmte Material von Thromben in tiefen Becken- oder Oberschenkelvenen. Selten sind: thrombotische Massen aus Gefäßen der oberen Körperregion, Tumor-, Luft- oder Fettembolien sowie Embolisierung von Amnionflüssigkeit.

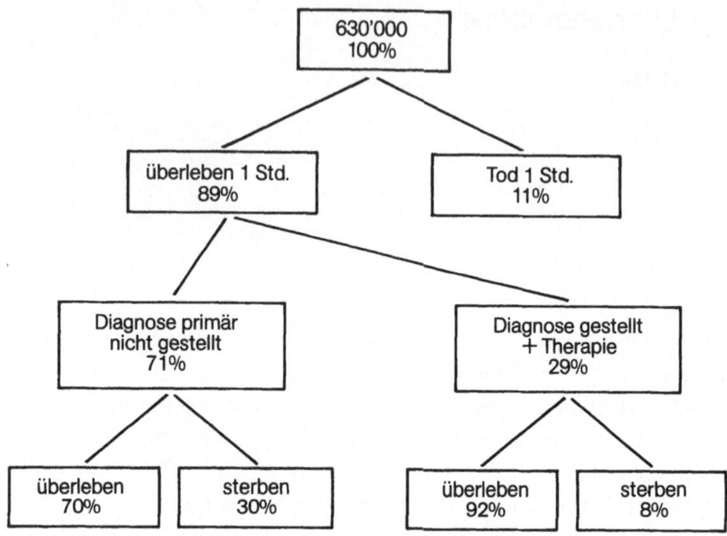

Abb. 32. Verlauf bei Patienten mit Lungenembolien in den USA im Jahre 1975

In den USA wurde das Vorkommen der Lungenembolie für 1975 auf 630 000 Fälle geschätzt. Davon sind 11% der Patienten innerhalb der ersten Stunde verstorben. Bei den länger Überlebenden wurde die Diagnose in nur knapp einem Drittel gestellt; von diesen überlebten – unter entsprechender Therapie – mehr als 90%. Bei den zwei Dritteln ohne Diagnose und Behandlung überlebten lediglich 70% (Abb. 32).

Die Bedeutung der Lungenembolie zeigt sich somit:

- in der Häufigkeit des Vorkommens: als Haupttodesursache findet sich eine Lungenembolie in 5–15%, als autoptischer Begleitbefund in 40–50% der Autopsien;
- in der Schwierigkeit der Diagnosestellung: in nur einem Drittel wird die Diagnose klinisch gestellt;
- im Wert und Erfolg eines frühzeitigen Therapiebeginns.

14.2 Pathophysiologie

Nachfolgend beschränken wir uns auf die Lungenembolie als Folge einer tiefen Venenthrombose.

14.2.1 Prädisponierende Faktoren

Erinnert sei an die Trias: venöse Stase + Hyperkoagulabilität + Klappen- und Wandveränderungen der Venen.

Zur Thrombosierung disponieren:
- Immobilisierung,
- Adipositas,
- Varicosis,
- Postoperative Phase (v. a. Becken-, Abdomen-, Thorax-Chirurgie),
- Herzinsuffizienz,
- Oestrogene (Kontrazeptiva),
- Maligne Krankheiten,
- Schwangerschaft,
- Anamnese von Thromboembolien,
- Dysproteinaemie, Faktor Antithrombin-III-Mangel,
- Polycythaemia vera, Sichelzellanaemie, etc.

Die venöse Thrombose beginnt wahrscheinlich in den Sinus der Venenklappen und breitet sich durch „Wachstum" aus. In über 50% bleibt die Thrombose klinisch stumm, kann dem Patienten aber auch durch zunehmende Schwellung infolge Venenobstruktion oder wegen schmerzhafter Entzündung auffallen.
Thrombosen in Oberflächen-Venen oder Gefäßen unterhalb des Knies führen kaum je zur Embolisierung, hingegen dürfte mehr als die Hälfte der Thrombosen im ileofemoralen Venensystem embolisieren, in der Mehrzahl in das Gefäßgebiet des rechten Lungenunterlappens, meist multipel.

14.2.2 Unmittelbare Folgen der Lungenembolie

Die *kardiovaskulären* Folgen einer Lungenembolie sind abhängig vom Grad der Obstruktion und dem Vorzustand des Herzens. Bei einer massiven Lungenembolie (Obstruktion 40% des Gefäßbettes) entsteht eine pulmonalarterielle Hypertension (Abb. 33) durch:

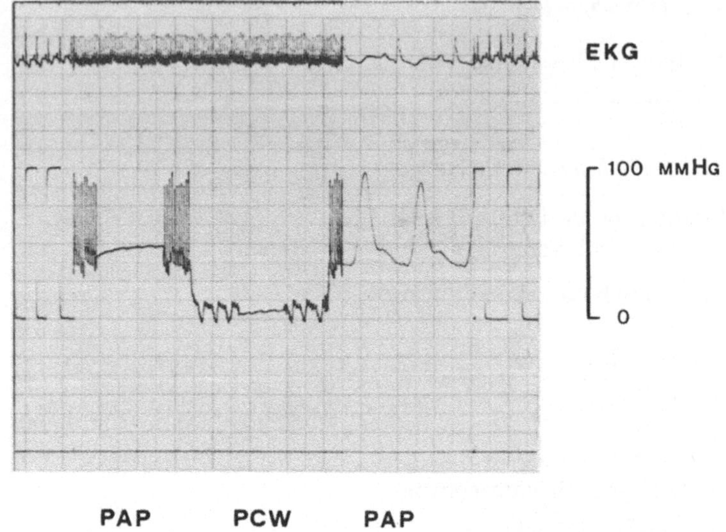

Abb. 33. Aktive pulmonal-arterielle Hypertonie bei massiver Lungenembolie. Die hohen systolischen Druckwerte *(PAP)* deuten auf eine vorbestehende Lungenkrankheit des Patienten (H.G. ♀ 49 J.) Der niedrige pulmonal-kapilläre „Wedge"-Druck *(PCW)* schließt eine als Folge einer Linksherzinsuffizienz entstandene sekundäre Form der pulmonal-arteriellen Hypertension aus

1. mechanische Obstruktion,
2. Hypoxaemie mit Vasokonstruktion und
3. Vasokonstriktion durch Direktwirkung aktiver Mediatoren.

Die zu erwartenden Druckwerte in der Arteria pulmonalis dürften bei unvorbereitetem Herzen kaum über 40 mmHg liegen; bei chronischen Herz-Lungen-kranken Patienten können jedoch Werte bis 80 mmHg gefunden werden.

In einem Viertel der Fälle führt die massive Lungenembolie zur systemischen *Hypotension:* ein vermindertes Volumenangebot an den linken Ventrikel bewirkt Abnahme des Schlagvolumens im Sinne eines Vorwärtsversagens.

14.2.3 Mittelbare Folgen der Lungenembolie

Lungenembolie bedeutet mehr als Obstruktion: im embolisierenden Thrombus degranulieren Thrombozyten frühzeitig und setzen Serotonin, Histamin, Katecholamine, Prostaglandine und andere aktive Mediatoren frei. Diese Substanzen führen zur Konstriktion glatter Muskelfasern an den Pulmonalarterien und Bronchien.

Da dieser Bronchospasmus primär vorwiegend kleine Bronchien und Bronchioli betrifft, findet sich zunächst kein Asthma als klinisches Korrelat, hingegen entstehen Mikroatelektasen und deren Folgen. Sekundär kommt es auch zur Konstriktion größerer, proximaler Bronchien (durch direkte Wirkung von Mediatoren oder reflektorisch als Folge des peripheren Bronchospasmus?), der Gesamtwiderstand im Bronchialsystem steigt an.

Das schon durch die Embolie-blockierten Gefäße beeinträchtigte Ventilation/Perfusions-Verhältnis wird weiter verschlechtert. Klinisch kann sich dieser zunehmende Shunt in arterieller Hypoxaemie sowie die Totraumventilation in Kohlensäureretention äußern. Häufig werden diese Vorgänge jedoch durch die Folgen einer Hyperventilation überdeckt:

Die genannten Mediatoren aus Thrombozyten aktivieren gleichzeitig Rezeptoren in der Alveolar- und Bronchialwand, was ebenfalls zu reflektorischem Bronchospasmus mit folglicher Tachypnoe führt.

14.3 Diagnostik

Spezifische anamnestische, klinische oder Labor-Befunde fehlen, die Differentialdiagnose entspricht den vielfältigen Ursachen des Thoraxschmerzes, wie sie bereits im Kapitel „Der akute Myokardinfarkt" beschrieben worden sind:

Kardial: – ischämisch,
                 – nicht-ischämisch.
Extrakardial: – pulmonal,
                 – gastrointestinal,
                 – neuromuskulär,
                 – psychogen.

Besonders bei massiver Lungenembolie muß wegen unmittelbar notwendiger Behandlungsmaßnahmen oft auf Spezialuntersuchungen primär verzichtet werden, so daß man auf Anamnese und Klinik angewiesen ist.

Hinweise für das Vorhandensein einer *massiven* Lungenembolie sind:

1. Anamnestisch
- Dyspnoe   in ca. 80%,
- Thoraxschmerz   60%.

Die klassische Trias: Dyspnoe + pleurit. Schmerz + Haemoptoe findet sich in weniger als 20%. Bei einer massiven Lungenembolie kann jedoch ein heftiger substernaler, nicht-pleuritischer Schmerz als Folge der pulmonal-arteriellen Hypertension im Vordergrund stehen.

2. Klinische Untersuchung
- Erhöhter Halsvenendruck   80%,
- Palpabler rechter Ventrikel   60%,
- Akzentuierter Pulmonalton   48%,
- Pleuritisches Reibegeräusch   15%,
- Pulmonale Rasselgeräusche   10%.

3. EKG
- Sinus-Tachykardie   90%,
- Unspezifische ST-, T-Veränderungen
                                 80%,
- S_1Q_3 70%,
- RSB   50%,
- Abnorme Rechtsachse   30%.

4. Labor: arterielle Blutgase
- PaO2   erniedrigt   80%,
- $PaCO_2$ erhöht   10%.

Eine charakteristische Blutuntersuchung existiert ebenfalls noch nicht, die Zunahme der Fibrinspaltprodukte ist unspezifisch.

5. Spezialuntersuchungen: Thoraxröntgen
- Zwerchfellhochstand   45%,
- Geringe Infilatration   40%,
- Echter Lungeninfarkt   10%,
- Kleiner Pleuraerguß   30%.
  (meist haemorrhagisch)

Die Ausbildung eines echten *Lungeninfarktes* ist somit relativ selten, besonders bei einer massiven Lungenembolie, da hier die Peripherie weiter über das Bronchialarteriensystem versorgt wird. Entsprechend selten findet sich daher auch eine ausgeprägte Haemoptoe. Radiologisch sind Zeichen eines Lungeninfarktes frühestens nach 24 Std. zu erwarten.

Die im Röntgenbild erwartete periphere Oligaemie (Westmark'sches Zeichen) ist häufig festzustellen, meist jedoch erst retrospektiv. Bei massiver Lungenembolie finden sich die radiologischen Zeichen der pulmonal arteriellen Hypertension evtl. mit entsprechender Zunahme der Herzgröße.

Lungenszintigraphie. Auch wenn die Sensitivität des Szintigramms höchstens 80% erreicht, hat sich die Methode wegen der geringen Invasivität allgemein durchgesetzt.

Die relativ hohe Trefferquote gilt nur für das kombinierte Inhalations-Perfusions-Szintigramm. Mögliche Fehlerquellen bei der Beurteilung des Szintigramms sind Mikroatelektasen, Ergußbildungen, etc.

Eine verbesserte, jedoch aufwendige Methode mittels Inhalation von O_2-markiertem Kohlensäuregas befindet sich im Test.

Angiographie. Die invasive Gefäßdarstellung mit Kontrastmittel ist der sicherste Eckpfeiler in der Diagnostik einer Lungenembolie. Im Hinblick auf eine eventuelle therapeutische Fibrinolyse ist für die Untersuchung stets der Zugang über eine Armvene zu wählen. Während der angiographischen Untersuchung soll stets auch eine Druckmessung im Bereich der Arteria pulmonalis vorgenommen werden. Die Gewichtung der einzelnen diagnostischen Möglichkeiten ergibt sich aus der nachfolgenden Übersicht:

Angiographie der Arteria pulmonalis	in nahezu 100% abnorm
Szintigraphie, kombiniert	85%
EKG	50%
Arterielle Blutgasanalyse	50%
Thoraxröntgen	30%

Unterstützt wird der Verdacht auf eine Lungenembolie zudem durch den Nachweis einer tiefen Venenthrombose in den unteren Körperpartien:
- Klinik (subjektiv Schmerz, objektiv Schwellung, palpabler Strang),
- Doppler-Sonographie,
- Radiojod-Fibrinogentest,
- Phlebographie.

14.4 Klinik und Verlauf

Als Grundlage für den zu erwartenden Verlauf, das Auftreten von Komplikationen und die Steuerung der Therapie kann die folgende Einteilung dienen (Tabelle 13).

14.5 Therapie

Ist die Diagnose einer Lungenembolie gestellt, bestehen die Ziele der Behandlung im Erreichen:
- einer frühen Rekanalisierung und dadurch
- einer Entlastung des rechten Ventrikels; zudem
- der Verhinderung einer Größenzunahme des Embolus durch Anlagerung sowie
- der Beseitigung von Komplikationen.

14.5.1 Therapeutische Sofortmaßnahmen

- Heparin 15'000 E s.c. oder i.v. (Zeitgewinn von etwa 4 Std. für das weitere Vorgehen).

178

Tabelle 13. *Einteilung der Lungenembolie nach Schweregrad.* Die Konstellation: ZVD > 20 mmHg, system. Blutdruck systolisch < 90 mmHg und negativer Basenüberschuß von mehr als −5 meq/l entspricht einer schlechten Prognose und zwingt wegen einer Letalität von über 80% zu aktiven therapeutischen Maßnahmen (Fibrinolyse oder chirurgische Embolektomie)

	Grad		
	Leicht	Mittel	Schwer
Symptome	Evtl. Hyperventilation Angst	Dyspnoe Schock	Schock Koma
Blutgase			
PaO_2 (mmHg)	80–90	< 70	< 50
$PaCO_2$ (mmHg)	35–40	< 35	< 30
pH	Normal	Acidose	Acidose
Haemodynamik	Normal	Tachykardie ZVD↑ PAP_m > 20 BD_s > 100	Tachykardie ZVD↑ PAP_m > 35 BD_s < 90
Okklusion	< 30%	30–50%	> 50%

ZVD, zentralvenöser Druck; *PAP_m*, mittlerer pulmonal-arterieller Druck; *BD_s*, systolischer arterieller Druck

– Sauerstoff-Verabreichung (die Behandlung des häufig vorhandenen Begleitbronchospasmus ist außerhalb der Klinik schwierig, die Verabreichung von Aminophyllin z. B. erscheint wegen der möglichen Auslösung von Rhythmusstörungen zu gefährlich).

14.5.2 Therapie in der Klinik

Die Behandlung einer manifesten Lungenembolie erfolgt unter stationären Bedingungen und besteht aus:

Heparin: 5'000 E als Bolus, 25'000 E/24 Std. per infusionem: zur Verhinderung einer weiteren Apposition am Embolus sowie zur Rezidiv-Prophylaxe.

Fibrinolyse mit Streptokinase: Bei massiver Lungenembolie mit eingeschränkter Haemodynamik kann eine Fibrinolyse zu rascherer Rekanalisierung und damit Entlastung des rechten Ventrikels füh-

Anamnese
Symptome
Klinische Befunde
LE
Heparin
massive LE
Heparin weiter
Fibrinolyse
Embolektomie
Angiographie
Haemodynamik
inkl. Verlauf
Schock

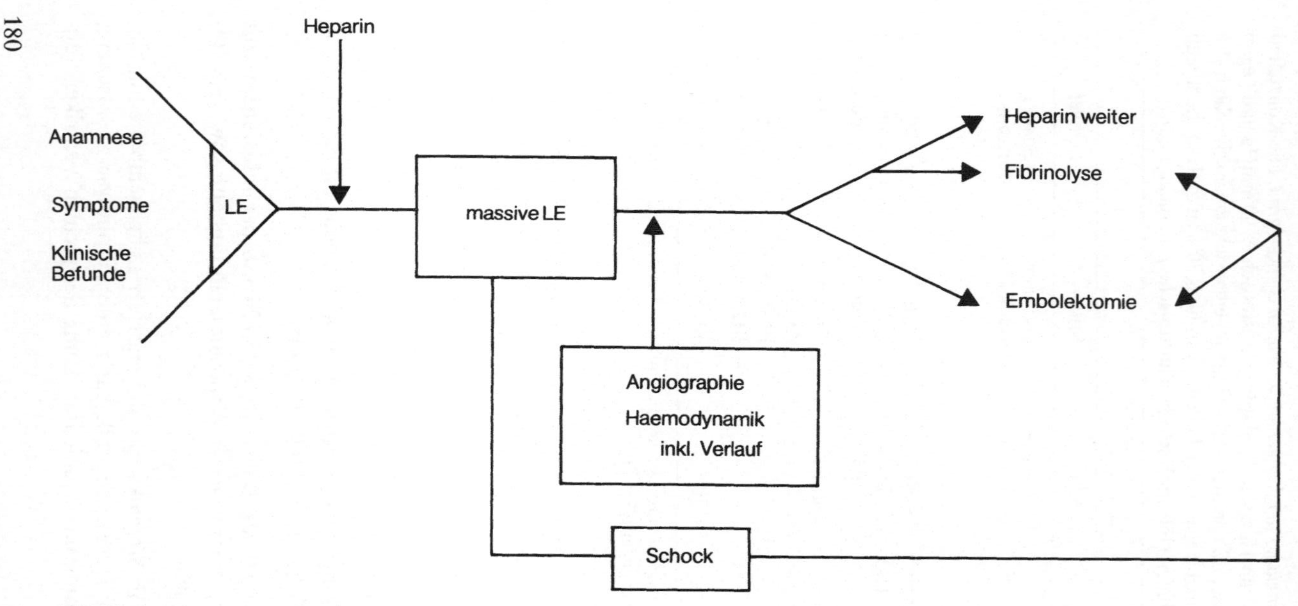

Abb. 34

ren, als dies spontan geschieht. Toleranz und Dosierung der Streptokinase werden aufgrund einer Titerbestimmung festgelegt. Da die Fibrinolyse mit Risiken verbunden ist, wird sie auf einer Intensivstation durchgeführt mit entsprechend häufigen Kontrollen: zusätzlich zur haemodynamischen Überwachung ist auf Blutungsneigung zu achten (Einstichstelle, Haematurie), regelmäßige Laboruntersuchungen (Hb, Thrombozyten, Gerinnungsstatus) sind notwendig.

Bei der prinzipiell erhöhten Blutungsgefahr unter Fibrinolyse sind vor Therapiebeginn die verschiedenen Kontraindikationen wie allgemeine Blutungsneigung, Haemorrhagie-Gefahr bei kürzlich durchgemachtem cerebrovaskulärem Insult oder bei Magen-Darm-Ulcus sowie Status nach Verletzungen oder chirurgischen Eingriffen etc. besonders zu beachten.

Chirurgische Embolektomie: Sie erfolgt notfallmäßig bei Kreislaufstillstand (Trendelenburg) oder bei Schock.

Kontraindiziert ist die Verabreichung von Vasodilatantien bei Rechtsherzinsuffizienz, da eine weitere systemische Hypotonie die Situation des rechten Ventrikels infolge verminderter Koronarperfusion und Ischaemie beeinträchtigen könnte. Vielmehr sind daher peripher vasokonstringierende Medikamente zu diskutieren, insbesondere bei schwerer Kreislaufinsuffizienz (Schock).

Das therapeutische Vorgehen ist in Abbildung 34 schematisch zusammengefaßt.

Praktisches Vorgehen

Die Lungenembolie ist häufig und wird häufig verkannt.

Diagnostik

- Bestehen anamnestische oder klinische Zeichen einer tiefen Venenthrombose in der unteren Körperregion?
- Dyspnoe und Thoraxschmerz (nur evtl. atemabhängig)?
- Tachykardie und lauter Pulmonalton?

Bei zusätzlich erhöhtem Halsvenendruck und palpablem rechten Ventrikel und gleichzeitigen Zeichen der generalisierten peripheren Durchblutungsverminderung (Schock) → *Embolektomie* ohne weitere diagnostische Maßnahmen.

Andernfalls werden folgende weitere Untersuchungen vorgenommen:

Typisch für Lungenembolie:

- EKG
  - Sinustachykardie
  - S_1Q_3, T-Negativität V_1-V_3, RSB
- Thoraxröntgen
  - Angehobenes Zwerchfell
  - Pulmonal arterielle Hypertension
- Blutgasanalyse
  - Erniedrigtes PaO_2
  - Negativer Basenüberschuß
- Lungenszintigraphie (Perfusionsausfall bei erhaltener Ventilation)
- Pulmonalis-Angiographie bei eingeschränkter Haemodynamik

Therapie

1. Sofortmaßnahmen
- Heparin, 15'000 E s.c. oder i.v.,
- Sauerstoff.

2. Klinik
- Heparin (5'000 E als Bolus, 25'000 E/24 Std. per infusionem): in leichten Fällen.
- Fibrinolyse unter Überwachungsbedingungen: bei massiver Lungenembolie mit eingeschränkter Haemodynamik.
- Chirurgische Embolektomie: bei progredientem Kreislaufschock: Embolektomie mit Herzlungenmaschine.
  Notfallmäßig bei Kreislaufstillstand: Operation nach Trendelenburg.
  Kontraindiziert sind Vasodilatantien.

Literatur

1. Rosenow, E.C., Osmundson, Ph.J., Brown, M.L.: Pulmonary Embolism. Mayo Clin. Proc. 56, 161 (1981)
2. Sasahara, A.A., Dalen, J.E.: Should fibrinolytic drugs be used to treat acute pulmonary embolism? J. cardiovasc. Med. 5, 793 (1980)
3. Vlahakes, G.J., Turley, K., Hoffman, J.I.C.: The pathophysiology of failure in acute right ventricular hypertension: hemodynamic and biochemical correlations. Circulation 63, 87 (1981)
4. Urokinase – pulmonary embolism trial. A national cooperative study. Circulation 47b, Suppl. II, 81 (1973); JAMA 229, 1606 (1974)
5. Austin, G.L., Greenfield, L.J.: Respiratory Care in Cardiac Failure and Pulmonary Embolism. Surg. Clin. N. Amer. 60/6, 1565–1577 (1980)

15 Technik – Methodik

R. Ritz

15.1 Elektrische Diagnostik und Therapie

15.1.1 EKG

Zur kontinuierlichen Rhythmusüberwachung eignet sich eine EKG-Ableitung über drei Brustwandelektroden (Abb. 35). Es ist günstig, wenn diese Ableitung im Prinzip der Extremitäten-Standardableitung II entspricht, also von rechter Schulter zu linkem unteren Tho-

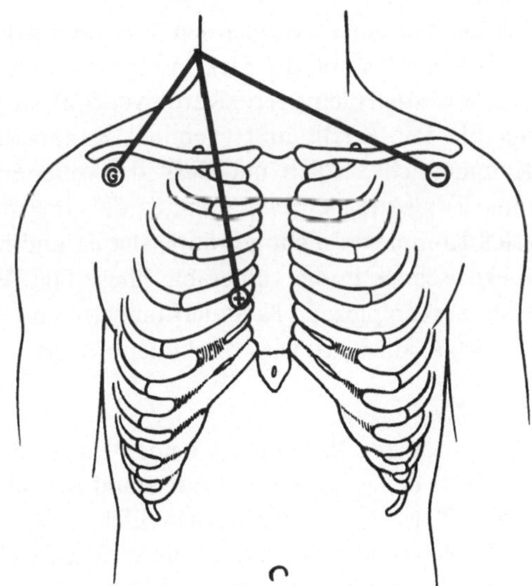

Abb. 35. Elektrodenlage zur EKG-Rhythmusüberwachung (nach Mariotte), (*G*. Erdung)

raxbereich, da die P-Wellen auf diese Weise am besten zur Darstellung gelangen.

Beachte:

- Haut an geplanter Elektroden-Aufklebestelle vorgängig reinigen, entfetten und zur besseren Kontaktübertragung leicht aufrauhen.
- Bei der Placierung der Elektroden soll einerseits Raum zum Aufsetzen von Defibrillations-Elektroden sowie zur Auskultation von Herzspitze und Herzbasis freibleiben, andererseits müssen die Elektroden so weit voneinander entfernt sein, daß genügend große Thoraxexkursionen zur Überwachung der Atmung mittels Impedanz vorhanden sind.

15.1.2 Kardioversion und Defibrillation

Das Ziel der Elektrotherapie bei tachykarden Rhythmusstörungen besteht in der gleichzeitigen Depolarisation des gesamten Myokards, so daß ein geeignetes Zentrum innerhalb des Reizleitungssystems eine geordnete Schrittmacherfunktion wieder übernehmen kann.

Besteht bei einer tachykarden Rhythmusstörung ein erkennbarer QRS-Komplex, soll der Elektroschock in zeitliche Relation dazu gebracht werden (getriggerte Kardioversion), so daß er nicht in die vulnerable Phase fällt und eventuell Kammerflimmern auslöst. Bei Kammertachykardien mit stark deformierter Repolarisation wird ohne Triggerung kardiovertiert, da die einwandfreie Erkennung des QRS-Komplexes nicht gewährleistet ist und häufig ein getriggerter Elektroschock in die vulnerable Phase fällt. Bei nicht erkennbaren Kammerkomplexen, Kammerflimmern und in Notfallsituationen (Kreislaufstillstand) wird direkt defibrilliert.

Vorgehen

- Großzügiges Bestreichen beider Elektroden mit Kontaktpaste, welche den elektrischen Widerstand zur Haut vermindert.
- Zur Placierung wird die flache Elektrode unter die linke Scapulaspitze unterschoben, die zweite Elektrode wird am linken Sternalrand zwischen Herzspitze und Herzbasis aufgesetzt. Ist das Gerät mit 2 Aufsetzelektroden ausgerüstet, werden diese über der Herzspitze und der Herzbasis plaziert.

- Kurznarkose, falls Patient bei Bewußtsein (z. B. mit Methohexital 1 mg/kg Körpergewicht i. v.).
- Kardioversionen werden zunächst mit 50, Defibrillationen stets schon primär mit 400 Joules durchgeführt.
- Helfer oder Drittpersonen dürfen bei der Auslösung des elektrischen Schlages weder mit dem Patienten noch mit dessen Bett in Berührung stehen (Beatmung kurz unterbrechen).
- Durch Knopfdruck an der Aufsetzelektrode wird der Gerätekondensator sodann entladen.

15.2 Katheter

15.2.1 Gefäßzugang

Arteriell: Zur Einlage eines arteriellen Katheters eignet sich entweder die Arteria femoralis oder die Arteria radialis. Für die Einlage eines Verweilkatheters erscheint die großlimigere Arteria femoralis günstiger, zudem belästigt der Femoraliskatheter den bettlägerigen Patienten meist weniger.
Die Kathetereinlage in eine Arteria brachialis über längere Zeit ist verboten.

Venös: Neben den üblichen peripheren Venenpunktionsstellen für Kurzkatheter eignet sich als Zugang zum *zentralvenösen* Gefäßsystem und zur Pulmonalarterie die Punktion der Vena basilica, der Vena subclavia oder der Vena jugularis interna.
Die Einlage eines „langen" zentralvenösen Katheters über die *vena basilica* in der Ellbeuge erfordert am wenigsten technisches Geschick und weist primär kaum Komplikationen auf, für den Patienten bedeutet sie ein gewisses Maß an eingeschränkter Bewegungsfreiheit. Sekundär sind Thrombophlebitiden häufiger als bei anderen Einlagestellen. Für die Einlage von dicken Kathetern oder Schrittmacherelektroden ist dieser Zugang ungünstig, da häufig Gefäßspasmen auftreten, da das Manipulieren zur optimalen Lage der Katheter- bzw. Elektrodenspitze oft schwierig ist und da durch Armbewegungen insbesondere Schrittmacherelektroden disloziert werden können.

Die Kathetereinführung über eine *Vena cephalica* gelingt in 70% nicht, da der Katheter meist nicht über die spitzwinklige Einmündungsstelle der Vena cephalica in die Vena subclavia vorgeschoben werden kann.

Der Zugang über die *Vena subclavia* (meist infraclaviculär) eignet sich bei längerer Verweildauer des Katheters, der Patient kann sich ungestörter bewegen, die Pflege ist erleichtert. Primär mögliche Komplikationen wie Pneumothorax, Verletzung der Arteria subclavia, Luft- oder Katheterembolien können bei korrekter Technik vermieden werden. Bei längerer Verweildauer kommt es häufig zu Thrombosen, die allerdings selten zu Embolien führen und in der Regel durch den Kollateral-Kreislauf kompensiert werden.

Die Einführung eines zentralvenösen Katheters über die *Vena jugularis interna* ist technisch etwas schwieriger, jedoch mit weniger primären Komplikationen behaftet als die Punktion der Vena subclavia. Pflegerisch ist diese Kathetereinlagestelle störender.

Der Zugang über eine *Vena femoralis* soll wegen der größeren Infektionsgefahr im Bereich der Inguina nur bei technischen Schwierigkeiten an den anderen Punktionsstellen gewählt werden.

15.2.2 Allgemeine Vorbereitungen

Zur Einlage von arteriellen wie zentralvenösen Kathetern ist *Material* bereitzuhalten für:
- die Desinfektion der Haut an der geplanten Einstichstelle,
- das sterile Abdecken der Umgebung,
- Lokalanästhesie,
- evtl. spezielle Einführungsnadel und Führungsdraht (Seldinger-Technik),
- Injektionsspritze mit Spülflüssigkeit,
- spitze Klinge für Stichinzision,
- Nahtmaterial,
- sterile Handschuhe, Schürze und Mundschutz je nach lokalen Gepflogenheiten.

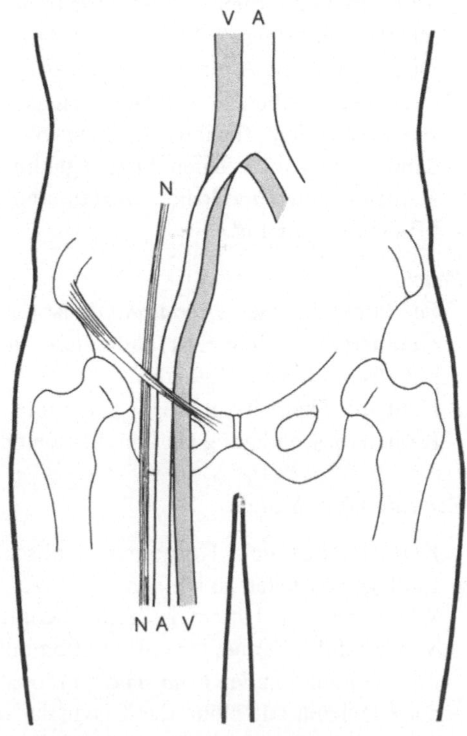

Abb. 36. Anatomische Situation zur Punktion der Arteria femoralis (*V*, Vene; *A*, Arterie; *N*, Nerv)

15.2.3 Kathetereinlage

Arterieller Katheter

- Einstichstelle ca. 1 cm distal des Leistenbandes (Abb. 36).
- Prüfen, ob Katheterspitze unverletzt.
- Gemäß Seldinger-Technik: Nadel in Richtung der mit der anderen Hand zwischen 2. und 3. Finger fixierten Arteria femoralis stufenweise vorschieben, bis hellrotes Blut pulsierend aus Nadel fließt, Führungsdraht mit flexiblem Ende beginnend einführen, Drahtende muß stets sichtbar bleiben. Nadel über liegenden Füh-

rungsdraht entfernen, Katheter für Führungsdraht energisch vorschieben, Führungsdraht entfernen, Dreiweghahn anschließen.
- Direktpunktion: Arterie zwischen zwei Fingern fixieren, Nadel mit übergeschobenem Katheter vorschieben bis hellrotes Blut pulsierend ausfließt, flexiblen Katheter über Nadel abschieben, erst dann Nadel zurückziehen, Dreiweghahn anschließen.
- Katheter spülen und locker an Haut annähen.
- Minimaler Verband.

Beachte:
- Die Punktion einer *Arteria radialis* ist nur erlaubt, wenn die Arteria ulnaris gut palpabel ist (dann meist Direktpunktion der Arteria radialis mit feinem Katheter).
- Haut mit Skalpell vorgängig perforieren (anschließend weniger Katheterbeschädigung bei Durchstoßen der Haut).

Zentralvenöser Katheter

- Katheterlänge und Körpermasse abschätzen, um vermutliche Endlage beurteilen zu können.
- Wenn möglich, Patient in leichte Kopftieflage bringen (Venen besser gefüllt, Vermeiden einer Luftembolie).
- Für die Punktion der *Vena subclavia* Einstichstelle 1 cm unterhalb der Clavicula auf Höhe der Clavicula-Mitte wählen, Nadel mit Richtung auf mediales Clavicula-Ende möglichst tangential zum Thorax einführen und unter (hinter) Clavicula gleiten lassen.
- Für die Punktion der *Vena jugularis interna* wird zunächst mit dem zweiten und dritten Finger der nicht punktierenden Hand die vor dem Musculus sternocleidomastoideus liegende Arteria carotis palpiert und nach medial verdrängt, danach wird die Nadel am Muskelvorderrand ca. in Mitte zwischen Kiefer und Schlüsselbein eingestochen mit nach hinten zur Frontalebene offenem Winkel von 30–45°, die Nadelführung erfolgt in Richtung auf den Übergang vom mittleren zum medialen Drittel der Clavicula.
- Bei Einfließen von Blut in den Katheter, diesen sorgfältig und stufenweise (1–2 cm) vorschieben, bis Katheterspitze im oberen Hohlvenensystem liegt.
- Nadel aus Haut zurückziehen.
- Katheter spülen und an Haut fixieren.

Beachte:

- Aus anatomischen Gründen ist das Vorschieben des Katheters bis in zentrale Lage leichter, wenn die *linke Vena subclavia* als Zugang gewählt wurde.
- Wenn Punktion erfolglos: Nadelrichtung bei infraclaviculärer Punktion fächerförmig nach cranial und außen verändern, evtl. auch Seldinger-Technik anwenden.
- Kann Katheter in der Nadel nicht vollständig vorgeschoben werden (z. B. Stop an Venenklappe): Versuch mit Positionsänderung der Extremität oder Vorschieben unter kontinuierlicher Spülung des Katheters, wenn erfolglos Katheter und Einführungsnadel gleichzeitig entfernen.
- Katheter bei liegender Einführungsnadel *nie* zurückziehen, Gefahr der Abscherung mit Katheterembolie.
- Bei zentralvenöser Lage soll die Katheterspitze nicht bis in den rechten Vorhof (Perforationsgefahr) oder gar in den rechten Ventrikel (Arrhythmiegefahr) vorgeschoben werden.
- Bei Auftreten von Rhythmusstörungen während oder kurz nach der Einlage, Katheter wenig zurückziehen.

Pulmonaliskatheter

Zur Druckmessung im Bereich der Arteria pulmonalis wird ein Einschwemmkatheter mit Ballon verwendet.

- Funktionstüchtigkeit des Ballons vor Kathetereinführung durch Blähen überprüfen.
- Katheter an Druckmeßsystem anschließen.
- Druckkanäle des Katheters luftfrei spülen.
- Nullabgleich vornehmen.
- Kathetereinlage bis Vena cava nach Seldinger-Technik.
- System nochmals spülen und Druckkurve an Monitor beobachten.
- Ballon blähen und verschließen.
- Zügiges Vorschieben bis Katheterspitze in Arteria pulmonalis (s. Druckkurve, Abb. 37).
- Weiteres langsames Vorschieben, bis Ballon in „wedge"-Position.
- Ablassen der Luft aus dem Ballon: typische Pulmonaliskurve muß erscheinen.

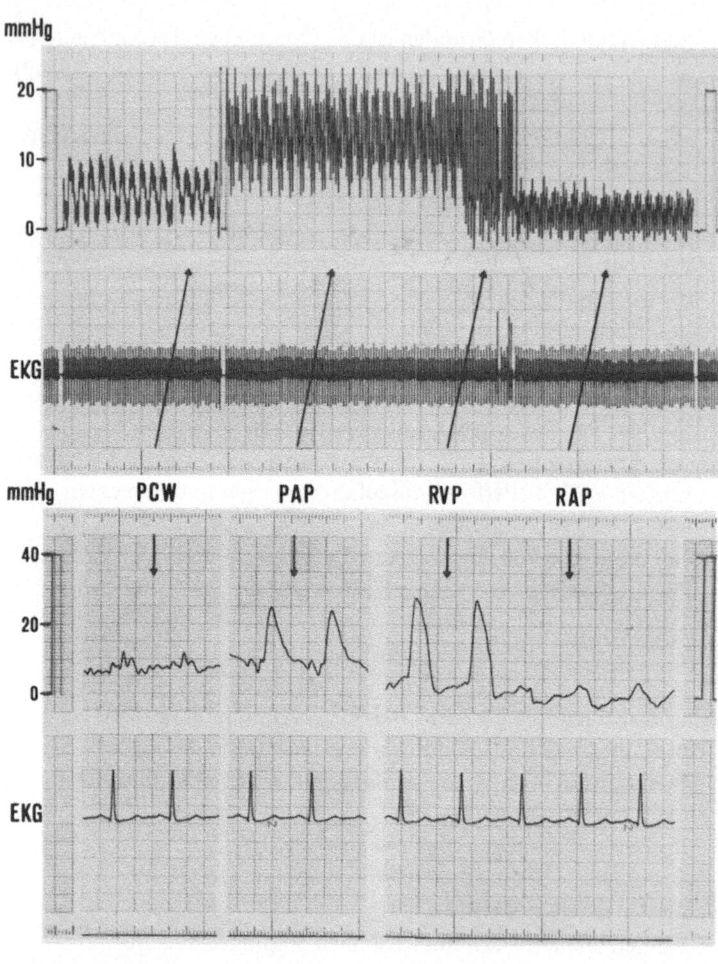

Abb. 37. Druckkurven bei Einlage, bzw. Rückzug eines Pulmonaliskatheters (*PCW*, pulmonal-kapillärer „Wedge"-Druck; *PAP*, Druck in der Arteria pulmonalis; *RVP*, rechts-ventrikulärer Druck; *RAP*, rechts-aurikulärer Druck)

– Lagekontrolle des Katheters: durch Beobachten der Druckkurve
während der Kathetereinlage kann die Position der Spitze und daher die Stelle der Druckmessung mit großer Wahrscheinlichkeit
angenommen werden. Eine Dokumentation durch Röntgenkontrolle ist empfehlenswert, wobei je nach Kathetermaterial das In-
nenlumen möglicherweise mit Kontrastmittel gefüllt wird.

Beachte:
Während des ganzen Vorgehens ist das EKG des Patienten fortlaufend auf eventuelle Rhythmusstörungen zu überwachen.
– Gelingt die Kathetereinführung nicht (z. B. low flow Situation),
hilft meist die Ausführung unter Durchleuchtungsmöglichkeiten.
– Druckmessung: ein dämpfungsfreies Meßsystem ist Voraussetzung für eine sinnvolle Druckmessung. Kleine Luftblasen im
Übertragungssystem verschlechtern die Qualität. Eine Testmög-
lichkeit auf Dämpfungsfreiheit ergibt sich, wenn bei einem eingesetzten Dauerspülsystem der meist vorhandene Schnellspülme-
chanismus abrupt unterbrochen wird: die unter Spülung angestie-
gene Druckkurve muß unmittelbar wieder auf ihren Ausgangwert
zurückkehren und darf höchstens 2–3 Nachschwankungen aufweisen.

Provisorische Schrittmacherelektrode

Für den intravenösen Zugang zur Einlage einer provisorischen
Schrittmacherelektrode eignet sich die Vena subclavia oder die
Vena jugularis interna; möglich sind auch Vena jugularis externa,
Vena femoralis und Vena basilica. Die Elektrode kann durch einen
schon liegenden zentralvenösen Katheter eingeführt werden, meist
wird sie jedoch separat und nach der gleichen Technik wie ein Katheter eingelegt (s. auch Kapitel „Bradykarde Rhythmusstörungen".
Wird die Elektrodenspitze beim Vorschieben im Bereich der Vena
cava vermutet, soll sie an die impulsgebende Batterie angeschlossen
werden. Das Resultat der weiteren Elektrodeneinführung wird nun
auf dem EKG-Monitor überwacht, bis alle Impulse vom Myokard
abgenommen bzw. alle Eigenimpulse sensiert werden und somit die
Elektrode im rechten Ventrikel gut placiert ist.
Unter Reanimationsbedingungen kann eine Elektrode in Form eines
dünnen mit Widerhaken versehenen Drahtes auch direkt durch

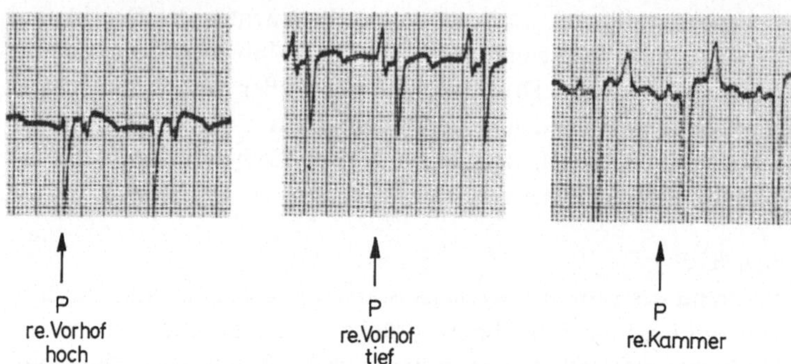

Abb. 38. Intrakardiales EKG zur Lokalisierung einer Schrittmacherelektrode; *re Vorhof hoch,* große, negative P-Welle, kleine QRS-Komplexe; *re Vorhof tief,* P-Welle wird biphasisch bis positiv, QRS größer; *re Kammer,* große intrakavitäre QRS-Komplexe, „normale" P

transthorakale Punktion in die linke Herzkammer eingeführt werden. Der intrakardiale Zugang ist entweder im 4. ICR in der Sagittalebene oder subxiphoidal möglich.

Beachte:
– Treten Schwierigkeiten bei der Elektrodenplacierung auf (low flow Situation, nicht erregbare rechtsventrikuläre Infarktareale) kann die Lokalisation mittels einer unipolaren EKG-Ableitung von der Elektrodenspitze überprüft werden (Abb. 38).
– Bestehen nach Einlage einer unipolaren Einschwemmelektrode Schwierigkeiten mit dem Sensieren von Eigenimpulsen, kann die Elektrode durch vorübergehendes Anlegen einer subkutanen Nadeleketrode in eine bipolare umgewandelt werden.
– Die Reizschwelle und Sensierung eines provisorischen Schrittmachers ist täglich zu überprüfen.

15.3 Perikardpunktion

Zur *subxiphoidalen* Perikardpunktion soll der Patient auf dem Rükken in halb sitzender Position gelagert werden.
– Einstichstelle: Winkel zwischen Xiphoid und linkem Rippenbogen.

192

- Desinfektion, Lokalanästhesie und Stichinzision mit spitzer Lanzette.
- Kabelverbindung zwischen Nadel (Krokodilklemme) und EKG-Gerät (Ableitung V1) zur Erkennung einer Myokardberührung mit der Nadelspitze (Verletzungsstrom).
- Punktionsnadel mit aufgesetzter Injektionsspritze in Richtung rechte Schulter unter fortwährender Aspiration vorschieben.
- Erguß-Entleerung über Dreiweghahn, stufenweise.
- Kontrollauskultation (Pneumothorax) nach Beendigung der Punktion, evtl. Röntgenkontrolle.

Beachte: Bei blutigem Erguß wird ein Tropfen auf einem weißen Tupfer fallen gelassen: besteht zentrale Rotfärbung ohne hellen Hof, entspricht das Aspirierte reinem Blut (Herzkammerpunktion). Bildet sich peripher ein weiter heller Hof, handelt es sich um haemorrhagischen Erguß, der gleichzeitig schlecht gerinnbar ist. Differenzierung auch durch vergleichende Hämatokrit-Bestimmung Aspiriertes/ Patientenblut möglich.

Drainage mittels Katheter: Ist echokardiographisch ein deutlicher Erguß von mindestens 1 cm über der Vorderwand nachweisbar, können mit der Ergußentleerung durch Katheterdrainage Myokardverletzungen, Ventrikelpunktion, Verletzung der Koronararterien und Rhythmusstörungen eher vermieden werden. Zudem kann der Erguß stufenweise und meist vollständig entleert werden, bei Bedarf können Medikamente instilliert werden.
- Einstichstelle parasternal links über einer Stelle, wo echokardiographisch Erguß nachgewiesen wurde (meist im 3. oder 4. ICR).
- Nadelführung senkrecht zur Thoraxwand unter fortwährendem Aspirieren.
- Einführen des Venenkatheters durch die Nadel in den Perikardsack.
- Katheter mit Heparin-haltiger Spülflüssigkeit nach der ersten Ergußentleerung füllen, mittels Dreiweghahn verschließen und an Haut gut fixieren.

15.4 Reanimation

Die Wiederbelebungsmaßnahmen bei Kreislaufstillstand bestehen aus Herzmassage, Beatmung, Elektrotherapie und medikamentöser Therapie.

Äußere Herzmassage. Wird ein Patient plötzlich bewußtlos und puls-los (Arteria femoralis, Arteria carotis), ist ein Kreislaufstillstand anzunehmen, die äußere Herzmassage soll unmittelbar begonnen und ununterbrochen durchgeführt werden.
- Patient muß auf ausreichend harter Unterlage liegen.
- Die Übereinandergelegten Handballen des Helfers werden auf das untere (elastische) Drittel des Sternums aufgesetzt.
- Die Ellbeugen bleiben bei der Massage durchgestreckt.
- Der Druck erfolgt senkrecht.
- Frequenz ca. 70/min.
- Kompressionsdauer ca. 50% der Zyklusdauer.
- Kontrolle der Wirksamkeit: Palpabler Femoralispuls.
- Stets mit Beatmung kombinieren, jedoch ohne Unterbrechung der Herzmassage während der Insufflation.

Beatmung
- Freimachen der Atemwege.
- Mund zu Nase Beatmung sofern keine Hilfsmittel vorhanden.
- Frühzeitige Intubation, da Beatmung mit Maske und Beutel oft schwierig.
- Während einer Herzmassage wird der intubierte Patient mittels Beutel und nicht am Respirator beatmet, da die intrathorakale Drucksteigerung durch Massage zur Blockierung des Beatmungsgerätes führt.

Elektrotherapie

Medikamentöse Therapie. Zum Bereithalten der wichtigsten, während einer Reanimation benötigten Medikamente eignet sich ein fahrbares Gerät (Reanimationswagen), auf welchem gleichzeitig Intubationsbesteck, Atembeutel und Schrittmacherelektrode bereitgehalten werden können. Als notwendige Medikamente erachten wir:

Adrenalin, Antiarrhythmika (Lidocain, Procainamid), Atropin, Calcium, Calcium-Antagonisten, Isoproterenol, Natrium-Bicarbonat.

Intrakardiale Punktion. In Situationen mit Kreislaufstillstand müssen die herzstimulierenden Medikamente möglichst nahe an den gewünschten Wirkungsort gebracht werden. Sind keine zentral liegenden Katheter vorhanden, müssen die Medikamente direkt intracardial oder in die Trachea injiziert werden.
Die Punktion erfolgt parasternal links im 3.–4. ICR unter fortlaufender Aspiration, senkrecht zur Thoraxwand. Bei frei in die Injektionsspritze einströmendem Blut darf die Ventrikelpunktion angenommen werden, die Injektion der Medikamente kann erfolgen.

16 Pharmakologische Eigenschaften der gebräuchlichen Medikamente

F. Follath

16.1 Allgemeine Gesichtspunkte

Bei den aufgeführten Medikamenten handelt es sich um eine Auswahl oft verwendeter und bewährter Pharmaka. Um die Therapie möglichst zu rationalisieren, werden nicht sämtliche Präparate einer bestimmten Arzneigruppe berücksichtigt, auch wenn sie therapeutisch gleichwertig wären und andererorts häufig zur Anwendung kommen.

Für jedes Medikament wurden folgende Daten kurz zusammengefaßt:
1. Wirkungsmechanismus,
2. Indikation,
3. Pharmakokinetische Eigenschaften (Resorption nach oraler Verabreichung, Eliminationsmechanismus und Halbwertszeit),
4. Dosierung,
5. häufigste Nebenwirkungen.

Bei den Dosisempfehlungen sollte berücksichtigt werden, daß die angegebenen Zahlen der mittleren wirksamen Dosis entsprechen, weshalb beim individuellen Patienten eine entsprechende Dosisanpassung aufgrund der pharmakologischen Wirkungen erforderlich sein kann. Die Eliminationsgeschwindigkeit und die Verträglichkeit eines Medikamentes variieren oft von Fall zu Fall beträchtlich, weshalb bei gewissen Substanzen optimale Serumkonzentrationsbereiche aufgeführt sind, welche die Therapieeinstellung mittels Serumkonzentrationsmessungen erleichtern sollten (z. B. Antiarrhythmika).

16.2 Antiarrhythmika

Amiodaron (Cordarone)

1. Wirkungsmechanismus und klinische Elektrophysiologie:
   - Verlängerung des Aktionspotentials;
   - leichte Reduktion der Sinusfrequenz, Verlängerung der AV-Überleitung und der Repolarisationsphase (QT-Dauer).
2. Indikationen: ventrikuläre und supraventrikuläre Arrhythmien, Rhythmusstörungen bei WPW.
3. Pharmakokinetik:
   - Resorption nach p.o.-Gabe relativ langsam, Bioverfügbarkeit ca. 40–50%;
   - Elimination durch Metabolisierung, $t\frac{1}{2}$ wahrscheinlich > 2 Wochen;
   - optimaler Serumkonzentraionsbereich nicht ausreichend dokumentiert.
4. Dosierung: 600–1000 mg täglich p.o. während den ersten 1–2 Wochen, dann Erhaltungsdosis 200–600 mg täglich p.o.
5. Nebenwirkungen: korneale Ablagerungen, Photodermatitis, bläulich-graue Hautverfärbung, Hypo- oder Hyperthyreose, selten peripheren Neuropathie und Lungenfibrose.

Bretylium (Bretylat)

1. Wirkungsmechanismus und klinische Elektrophysiologie:
   - Verlängerung des Aktionspotentials, keine Veränderung der atrioventrikulären oder intraventrikulären Reizleitung;
   - initial adrenerge Stimulation (Noradrenalin-Freisetzung), dann antiadrenerger Effekt.
2. Indikation: rezidivierendes Kammerflimmern und therapieresistente ventrikuläre Rhythmusstörungen.
3. Pharmakokinetik:
   - Resorption nach p.o.-Gabe nicht genügend untersucht;
   - Elimination vorwiegend renal in unveränderter Form (80% in 24 h), $t\frac{1}{2}$ 8 h;
   - optimaler Konzentrationsbereich nicht ausreichend dokumentiert.

4. Dosierung:
- 5–10 mg/kg i. v. initial, bei Unwirksamkeit nach 15–30 min gleiche Dosis (max. 30 mg/kg);
- Erhaltungsdosis: 5–10 mg/kg alle 6–8 h i. v. oder 1–2 mg/min als Infusion.
5. Nebenwirkungen: orthostatische Hypotension, überschießende Reaktion auf Sympathomimetika, Nausea, Erbrechen, Schwindel und Parotisschmerz.

Chinidin

1. Wirkungsmechanismus:
- Hemmung des Natriumflusses während der myokardialen Depolarisation;
- intraventrikuläre Reizleitung und Repolarisation (QT-Dauer) verlängert, AV-Überleitung unverändert oder verkürzt (vagolytischer Effekt).
2. Indikation: ventrikuläre und supraventrikuläre Arrhythmien.
3. Pharmakokinetik:
- gute Resorption nach p. o.-Gabe (70–80%);
- Elimination vorwiegend durch Metabolisierung (80%), Metabolite (3 OH-Chinidin, Chinidin-N.Oxid) wahrscheinlich pharmakologisch aktiv. t½ 6–8 h;
- optimaler Serumkonzentrationsbereich 2–5 mg/l.
4. Dosierung:
- 400–600 mg p. o. als Sättigungsdosis (Chinidinsulfat);
- 1 000–1 500 mg p. o. als Erhaltungsdosis (Retardpräparate, z. B. Kinidin Duriles).
5. Nebenwirkungen: Nausea, Erbrechen, Diarrhoe, ventrikuläre Tachykardie (torsade de pointes), Fieber, Thrombopenie, hämolytische Anämie, Interaktion mit Digoxin (Erhöhung des Serumdigoxins durch Verminderung der Digoxin-Clearance).

Disopyramid (Norpace, Rythmodan)

1. Wirkungsmechanismus:
- Hemmung des Natriumflusses während der myokardialen Depolarisation;

– verlangsamte intraventrikuläre Reizleitung und Repolarisation (QT-Dauer).
2. Indikation: ventrikuläre und supraventrikuläre Arrhythmien.
3. Pharmakokinetik:
   – Resorption nach p.o.-Gabe gut (60–80%);
   – Elimination teils renal unverändert (40–60%) teils metabolisiert, t½ 6–8 h, bei Patienten mit Myokardinfarkt bis 20 h;
   – optimaler Serumkonzentrationsbereich 2–4 mg/l (wegen konzentrationsabhängiger Eiweißbindung müßte der optimale Konzentrationsbereich mit Bestimmung des freien Disopyramids überprüft werden).
4. Dosierung:
   – 300 mg p.o. als Sättigungsdosis, dann 100–150 mg alle 6–8 h;
   – i.v. 2 mg/kg über 5 min (cave: Herzinsuffizienz und Blutdruckabfall);
   – Dosierungsreduktion bei Niereninsuffizienz erforderlich.
5. Nebenwirkungen:
   – Verstärkung einer vorbestehenden Herzinsuffizienz, Hypotension, ventrikuläre Tachykardie (torsade de pointes);
   – Harnretention, Sehstörungen (cave: Glaukom), Nausea, Erbrechen.

Lidocain

1. Wirkungsmechanismus und klinische Elektrophysiologie:
   – Hemmung des Natriumflusses während der myokardialen Depolarisation;
   – AV-Überleitung und intraventrikuläre Reizleitung meist nicht beeinflußt.
2. Indikation: ventrikuläre Rhythmusstörungen.
3. Pharmakokinetik:
   – Resorption nach p.o.-Gabe ungenügend (20–30%);
   – Elimination durch Metabolisierung, t½ 2 h, bei Herzinsuffizienz auf 4–8 h verlängert;
   – optimaler Serumkonzentrationsbereich 2–5 mg/l.
4. Dosierung:
   – Sättigungsdosis 100–150 mg/i.v., Erhaltungsdosis 2–4 mg/min als Infusion;

- Dosisreduktion bei schwerer Herzinsuffizienz um 50%.
5. Nebenwirkungen: Schwindel, Tremor, Verwirrung, Konvulsion.

Mexiletin (Mexitil)

1. Wirkungsmechanismus und klinische Elektrophysiologie:
   - Hemmung des Natriumflusses während der myokardialen Depolarisation ähnlich wie Lidocain;
   - atrioventrikuläre und intraventrikuläre Reizleitung in der Regel unverändert.
2. Indikation: ventrikuläre Rhythmusstörungen.
3. Pharmakokinetik:
   - gute Resorption nach p.o.-Gabe (80–90%);
   - Elimination durch hepatische Metabolisierung, t½ 8–12 h;
   - optimaler Konzentrationsbreich 0,8–2,0 mg/l.
4. Dosierung:
   - p.o. 400–600 mg als Sättigungsdosis, dann 200–250 mg 8stündlich;
   - i.v. 200–250 mg in 5 min, dann 250 mg in 60 min als Infusion, Erhaltungsdosis 600–800 mg/24 h.
5. Nebenwirkungen: Nausea, Erbrechen, Tremor, Ataxie, Nystagmus, selten Bradykardie oder Hypotension.

Procainamid (Pronestyl)

1. Wirkungsmechanismus:
   - Hemmung des Natriumflusses;
   - intravenöse Reizleitung und Repolarisation (QT-Dauer) verlängert, AV-Überleitung meist unverändert.
2. Indikation: ventrikuläre Rhythmusstörungen.
3. Pharmakokinetik:
   - gute Resorption nach p.o.-Gabe (70–80%);
   - Elimination teils renal in unveränderter Form (50–60%), teils metabolisiert. Metabolit (N-Acetyl-Procainamid) pharmakologisch aktiv, t½ 3–4 h (t½ von N-Acetyl-Procainamid 6 h);
   - optimaler Serumkonzentrationsbereich 6–12 mg/l.
4. Dosierung:
   - Sättigungsdosis 100 mg i.v. alle 5 min bis 1000 mg, Erhaltungsdosis 2–4 mg/min als Infusion oder 500 mg p.o. alle 3–4 h;

– Dosisreduktion bei Niereninsuffizienz.
5. Nebenwirkungen: Hypotension nach i.v.-Gabe (Vasodilatation),
Nausea, Erbrechen, LE-Phänomen bei Langzeittherapie.

Verapamil (Isoptin)

1. Wirkungsmechanismus:
   – Hemmung des langsamen Calcium-Ionen-Stromes während
     des Aktionspotentials;
   – Verlängerung der AV-Überleitung, Depression der Sinuskno-
     tenfunktion;
   – Verminderung des myokardialen O_2-Verbrauches.
2. Indikation: supraventrikuläre Tachykardien, Angina pectoris.
3. Pharmakokinetik:
   – Resorption nach p.o.-Gabe wegen einer raschen hepatischen
     Metabolisierung unvollständig (Bioverfügbarkeit ca. 20%);
   – Elimination durch Metabolisierung, wahrscheinlich aktiver
     Metabolit (Nor-Verapamil), t½ 4–7 h, bei Herzinsuffizienz auf
     > 10 h verlängert.
4. Dosierung: 5–10 mg i.v. als Einzeldosis, 80–240 mg p.o. alle 8 h
   bei Langzeittherapie.
5. Nebenwirkungen:
   – Sinusstillstand, AV-Block bei vorbestehenden Reizleitungsstö-
     rungen, Blutdruckabfall bei i.v.-Gabe, Nausea, Obstipation;
   – Interaktion mit Betablockern (Bradykardie, S.A.- und AV-
     Block) unt mit Digoxin (Zunahme des Serumdigoxins).

16.3 Vasodilatantien und antianginöse Medikamente

Isosorbid-dinitrat (Isoket, Sorbidilat)

1. Wirkungsmechanismus: direkte venöse und arterioläre Vasodilatation.
2. Indikation: Angina pectoris, Herzinsuffizienz.
3. Pharmakokinetik:
   – rasche Resorption bei sublingualer Verabreichung, bei p.o.-
     Gabe Bioverfügbarkeit ca. 50%;

- Elimination durch Metabolisierung (Bildung von pharmakologisch aktiven Mononitraten), t½ 30 min.
4. Dosierung:
   - 2,5–5 mg sublingual als Einzeldosis bei Angina pectoris;
   - 20–80 mg eines Retardpräparates 8–12stündlich als Langzeittherapie.
5. Nebenwirkungen: Kopfschmerzen, orthostatische Hypotension, Schwindel.

Natrium-Nitroprussid (Niprid)

1. Wirkungsmechanismus: arterioläre und venöse Vasodilatation durch Relaxation der glatten Gefäßwandmuskulatur.
2. Indikation: Herzinsuffizienz, rasche Blutdrucksenkung.
3. Pharmakokinetik:
   - Elimination durch hepatische Metabolisierung zu Thiozyanat, t½ des Metaboliten 2–3 Tage, bei Niereninsuffizienz bis 9 Tage.
   - Toxische Nebenwirkungen bei Thiozyanatkonzentrationen > 50–100 mg/l.
4. Dosierung: 10 µg/min initial, Dosisanpassung je nach Blutdruckwert.
5. Nebenwirkungen: Müdigkeit, Nausea, Kopfschmerzen, Verwirrung, Psychosen bei toxischer Kumulation des Thiozyanats, bei längerer Therapie Hypothyreose (selten).

Nifedipin (Adalat)

1. Wirkungsmechanismus:
   - Hemmung des Calcium-Ionen-Flusses durch die Zellmembran, periphere Vasodilatation, Verminderung des myokardialen O_2-Bedarfes;
   - kardiale Reizleitung unbeeinflußt.
2. Indikation: Angina pectoris, arterielle Hypertension.
3. Pharmakokinetik:
   - Resorption nach p.o.-Gabe ca. 60%.
   - Elimination durch Metabolisierung t½ 2–3 h
4. Dosierung: 10–20 mg p.o. alle 6–8 h.
5. Nebenwirkungen: Hitzegefühl, Kopfschmerzen, Schwindel, Blutdruckabfall, Nausea, Erbrechen, Obstipation.

Nitroglycerin

1. Wirkungsmechanismus: venöse und arterioläre Dilatation.
2. Indikation: Angina pectoris, Herzinsuffizienz.
3. Pharmakokinetik:
   - rasche Resorption nach sublingualer Verabreichung;
   - Elimination durch Metabolisierung, t½ ca. 5 min.
4. Dosierung:
   - 0,8–1,6 mg als Einzeldosis sublingual bei Angina pectoris;
   - i.v. Infusion initial 25 µg/min.
5. Nebenwirkungen: Kopfschmerzen, orthostatische Hypotension.

Prazosin (Minipress)

1. Wirkungsmechanismus: arterioläre und venöse Vasodilatation durch Blockade postsynaptischer $Beta_1$-Rezeptoren.
2. Indikation: arterielle Hypertension, Herzinsuffizienz.
3. Pharmakokinetik:
   - Resorption nach p.o.-Gabe gut (60%);
   - Elimination durch Metabolisierung ($< 90\%$), t½ 3 h, bei Herzinsuffizienz t½ auf 6–7 h verlängert.
4. Dosierung: 0,5–4 mg p.o. alle 6–8 h.
5. Nebenwirkungen: orthostatische Hypotension (besonders nach der ersten Dosis), Schwindel, Übelkeit, Kopfschmerzen, LE-Phänomen.

16.4 Betablocker

Oxprenolol (Trasicor)

1. Wirkungsmechanismus: nicht selektiver Betablocker, leichte sympathomimetische Eigenwirkung (ISA).
2. Indikation: Angina pectoris, arterielle Hypertension.
3. Pharmakokinetik:
   - gute Resorption, aber rasche hepatische Metabolisierung (Bioverfügbarkeit ca. 30%);
   - Elimination durch Metabolisierung, t½ 2–4 h.

4. Dosierung: 40–120 mg alle 8 h, oder 160 mg Oxprenolol retard alle
   12–24 h.
5. Nebenwirkungen: Bradykardie, sinoaurikuläre und atrioventrikuläre Überleitungsstörungen, Herzinsuffizienz, Bronchospasmus,
   Müdigkeit.

Pindolol (Visken)

1. Wirkungsmechanismus: nicht selektiver Betablocker mit ausge-
   prägter sympathomimetischer Eigenwirkung (ISA).
2. Indikation: Angina pectoris, arterielle Hypertension.
3. Pharmakokinetik:
   - gute Resorption nach p. o.-Gabe (Bioverfügbarkeit 90%);
   - Elimination teils metabolisiert, teils renal unverändert (40%), t½
     3–4 h.
4. Dosierung: 5–10 mg alle 8–12 h.
5. Nebenwirkungen: sinoaurikuläre und atrioventrikuläre Überleitungsstörungen, Herzinsuffizienz, Bronchospasmus, Schlafstörungen (lebhafte Träume).

Propranolol (Inderal)

1. Wirkungsmechanismus: nicht kardioselektiver Betablocker ohne
   sympathomimetische Eigenwirkung.
2. Indikation: Angina pectoris, arterielle Hypertension, supraventrikuläre und gelegentlich ventrikuläre Arrhythmien.
3. Pharmakokinetik:
   - gute Resorption nach p. o.-Gabe, jedoch rasche hepatische Me-
     tabolisierung (Bioverfügbarkeit 20–30%);
   - Elimination durch Metabolisierung (4-Hydroxy-Propranolol
     als aktiver Metabolit), t½ 2–3 h.
4. Dosierung: 40–120 mg 8stündlich, oder 160 mg des Retardpräparates alle 12–24 h.
5. Nebenwirkungen: atrioventrikuläre und sinoaurikuläre Überleitungsstörungen, Herzinsuffizienz, Bronchospasmus, Müdigkeit.

16.5 Positiv inotrope Medikamente

Adrenalin

1. Wirkungsmechanismus: Stimulation der Alpha- und Betarezeptoren.
2. Indikation: intrakardiale Injektion bei Herzstillstand, anaphylaktischer Schock, Status asthmaticus.
3. Pharmakokinetik: rasche Inaktivierung durch Monoaminooxydase und Katechol-O-Methyltransferase in verschiedenen Geweben.
4. Dosierung:
   - 0,5–1 mg intrakardial (0,5–1 ml Lösung 1/1000);
   - 0,1–0,5 mg subkutan bei anderen Indikationen.
5. Nebenwirkungen: Herzrhythmusstörungen, Blutdruckanstieg, Tremor, Schwindel und Unruhe.

Digoxin

1. Wirkungsmechanismus: Steigerung der myokardialen Kontraktilität und Verlängerung der atrioventrikulären Überleitung.
2. Indikation: Herzinsuffizienz und supraventrikuläre Arrhythmien.
3. Pharmakokinetik:
   - gute gastrointestinale Resorption (Bioverfügbarkeit 80%);
   - Elimination vorwiegend renal unverändert (70%), t½ 1,5 Tage;
   - optimaler Serumkonzentrationsbereich 1,0–2,5 nmol/l.
4. Dosierung: Sättigungsdosis 0,75–1,0 mg/die während 2 Tagen, Erhaltungsdosis 0,25–0,5 mg täglich.
5. Nebenwirkungen: atrioventrikuläre Überleitungsstörungen, supraventrikuläre und ventrikuläre Arrhythmien, Nausea, Erbrechen, bei alten Patienten Verwirrung, Halluzinationen.

Dobutamin (Dobutrex)

1. Wirkungsmechanismus:
   - Stimulation kardialer $Beta_1$-Rezeptoren, evtl. dopaminerger Rezeptoren;
   - positiv inotrope Wirkung, in höheren Dosen positiv chronotrop;

2. Indikation: low output bei Herzinsuffizienz.
3. Pharmakokinetik: rasche Elimination durch Katechol-O-Methyltransferase.
4. Dosierung: 2–10 µg/kg/min.
5. Nebenwirkungen:
   – Zunahme des myokardialen Sauerstoffbedarfs;
   – in höheren Dosen tachykarde Rhythmusstörungen.

Dopamin

1. Wirkungsmechanismus:
   – Stimulation dopaminerger Rezeptoren, von Beta- und in höhe-
     ren Dosen auch von Alpharezeptoren;
   – positiv inotrope und chronotrope Wirkung;
   – verbesserte Nierenrindendurchblutung in geringen und mittle-
     ren Dosierungen.
2. Indikation: low output und kardiogener Schock.
3. Pharmakokinetik: rasche Inaktivierung durch Katechol-O-Methyltransferase.
4. Dosierung: 2–15 µg/kg/min.
5. Nebenwirkungen: tachykarde Rhythmusstörungen.

16.6 Andere Medikamente

Acetylsalicylsäure (Aspirin)

1. Wirkungsmechanismus: analgetische, antipyretische und antiinflammatorische Wirkungen durch Hemmung der Prostaglandinsynthese.
2. Indikation: Schmerzen geringer bis mittlerer Intensität, Fieber,
   Thromboembolieprophylaxe (Hemmung der Thrombozytenaggregation).
3. Pharmakokinetik:
   – rasche und vollständige Resorption nach oraler Verabreichung;
   – Elimination durch Metabolismus, t½ (Salicylsäure) 2–3 Std, bei
     hohen Dosen bis 15–30 Std. verlängert!

4. Dosierung:
- 0,5–1 g 3–4 × täglich bei Schmerzen;
- 0,3–0,6 g täglich zur Aggregationshemmung.
5. Nebenwirkungen:
- Magen-Darmblutung, Nausea, Erbrechen, Bronchospasmus bei Asthmatikern;
- Kopfschmerz, Schwindel, Ohrensausen, Unruhe und metabolische Azidose bei Überdosierung.

Atropin

1. Wirkungsmechanismus: Hemmung der parasympathischen Reizübertragung (kompetitiver Antagonismus an Acetylcholinrezeptoren).
2. Indikation: Bradykardie bei abnormer Vagusstimulation (akuter Myokardinfarkt, Schmerzen, Intubation etc.).
3. Pharmakokinetik: Elimination teils unverändert im Urin, teils metabolisiert. Wirkungsdauer einer Einzeldosis 3–4 Stunden.
4. Dosierung: 0,5–1,0 mg i. v. bei Bradykardie.
5. Nebenwirkungen: trockener Mund, Akkommodationsstörungen, Störungen der Darmmotilität, Harnretention, Glaukomanfall.

Clonidin (Catapresan)

1. Wirkungsmechanismus: Antihypertensivum mit zentraler anti-adrenerger Wirkung.
2. Indikation: arterielle Hypertension.
3. Pharmakokinetik:
- gute Resorption nach p. o.-Gabe (70–80%);
- Elimination zu 60% unverändert renal, t½ 8–9 h.
4. Dosierung: 150–300 µg i. v. als Einzeldosis zur raschen Blutdrucksenkung, Dauertherapie mit 150–300 µg alle 8 h p. o.
5. Nebenwirkungen: Mundtrockenheit, Müdigkeit, orthostatische Hypotention, Blutdruckkrise nach plötzlichem Therapieabbruch.

Diazepam (Valium)

1. Wirkungsmechanismus: angstlösende, sedierende, antikonvulsive und muskelrelaxierende Wirkung.

2. Indikation: Angstzustände, passagere Schlafstörungen, Status epilepticus, evts. i.v.-Kurznarkose bei Kardioversion.
3. Pharmakokinetik: vollständige Resorption nach oraler Verabreichung, Elimination durch Metabolisierung (Desmethyldiazepan als aktiver Metabolit), t½ 30–40 Std., bei alten Patienten und bei Leberkrankheiten bis zu 100 Std. verlängert.
4. Dosierung:
   - 5–10 mg i.v. Kurznarkose;
   - 5–10 mg p.o. 1–2 × täglich bei anderen Indikationen.
5. Nebenwirkungen:
   - Somnolenz, Schwindel, Ataxie, BD-Abfall;
   - Atemstillstand bei rascher intravenöser Verabreichung;
   - psychische Abhängigkeit bei Langzeittherapie.

Furosemid (Lasix)

1. Wirkungsmechanismus: potentes Diuretikum durch Hemmung des Natrium- und Chloridtransportes im aufsteigenden Schenkel der Nierentubuli (Henle'sche Schleife).
2. Indikation: schwere Herzinsuffizienz, Ödeme bei Leber- und Nierenkrankheiten.
3. Pharmakokinetik: gute Resorption nach oraler Verabreichung (60–70%), Elimination durch renale Exkretion, t½ 1 Std.
4. Dosierung: 20–40 mg i.v. oder 40–80 mg p.o. 2–3 × täglich.
5. Nebenwirkungen: Hypokaliämie, Hypovolämie, Harnsäureerhöhung, Exantheme, Potenzierung der renalen Toxizität bei gleichzeitiger Aminoglykosidtherapie.

Heparin

1. Wirkungsmechanismus: Antikoagulation durch Hemmung mehrerer aktivierter Gerinnungsfaktoren.
2. Indikation: Thromboembolie-Prophylaxe bei Myokardinfarkt, venöse Thrombosen und Lungenembolie.
3. Pharmakokinetik: Elimination durch Metabolisierung, t½ 1–2 h.
4. Dosierung: 20'000–30'000 Einh. i.v./24 h als Infusion zur vollen Heparinisierung, 5000 Einh. als Sättigungsdosis i.v.
5. Nebenwirkungen: Blutung, Thrombopenie.

Indomethacin (Indocid)

1. Wirkungsmechanismus: analgetische und antiinflammatorische
   Infekte durch Hemmung der Prostaglandinsynthese.
2. Indikation: Schmerzen bei rheumatologischen Affektionen,
   Gicht, Analgesie bei Perikarditis (Dressler-Syndrom).
3. Pharmakokinetik:
   - rasche und vollständige (> 90%) Resorption nach oraler Verabreichung,
   - Elimination vorwiegend durch Metabolisierung, t½ 2–3 Std.
4. Dosierung: 25–75 mg zweimal täglich.
5. Nebenwirkungen: Nausea, abdominale Schmerzen, Magen-
   Darmulzera, Kopfschmerzen und Schwindel.

Morphin

1. Wirkungsmechanismus: zentrale Analgesie durch Bindung an
   Opiat-Rezeptoren im zentralen Nervensystem.
2. Indikation: starke Schmerzen, akutes Lungenödem.
3. Pharmakokinetik:
   - schlechte gastrointestinale Resorption (Bioverfügbarkeit
     20–30%);
   - Elimination durch Metabolisierung, t½ 3 h.
4. Dosierung: 5–10 mg/i.v. oder subkutan als Einzeldosis, weitere
   Dosisanpassung nach Bedarf.
5. Nebenwirkungen: Nausea, Erbrechen, Sedation, zentrale Atem-
   depression, Hypotension, Obstipation.

Methohexital (Brietal, Brevimytal)

1. Wirkungsmechanismus: kurzwirkendes intravenöses Barbiturat.
2. Indikation: Kurznarkose bei elektrischer Kardioversion.
3. Pharmakokinetik: rasche Metabolisierung, t½ 70–120 min.
4. Dosierung: initial 1 mg/kg i.v.
5. Nebenwirkungen: Atemstillstand, BD-Abfall, Laryngospasmus,
   Urticaria.

Phenprocoumon (Marcoumar)

1. Wirkungsmechanismus: Synthesehemmung der Vitamin-K-abhängigen Gerinnungsfaktoren (II, VII, IX, X).
2. Indikation: Behandlung und Prophylaxe von venösen und arteriellen Thrombosen.
3. Pharmakokinetik: vollständige Resorption nach oraler Verabreichung, Elimination durch Metabolisierung, $t\frac{1}{2}$ 6 Tage.
4. Dosierung: gemäß Prothrombinkontrolle (Ziel: Quickwert 15–20%).
5. Nebenwirkungen:
   - Blutungen, selten Hautnekrosen;
   - Interaktionen mit zahlreichen Medikamenten!

Sachverzeichnis

212